Christa-Barbara Kraft
Karin Rohwer

Worte können nicht der Bilder Seele malen

Grundlagen zur Methodik und Praxis der Gestaltungstherapie/klinischen Kunsttherapie

VERLAG
Deutscher Arbeitskreis Gestaltungstherapie
Drackensteinstraße 6
70186 Stuttgart

Kraft, Christa-Barbara
Rohwer, Karin
Worte können nicht der Bilder Seele malen
Grundlagen zur Methodik und Praxis der Gestaltungstherapie/
klinischen Kunsttherapie

1. Auflage Stuttgart, Verlag Deutscher Arbeitskreis
Gestaltungstherapie, 1993
ISBN 3-89020-009-5

Verlagsredaktion: Heinz Kurz
Umschlaggestaltung: C.-B. Kraft, Karin Rohwer – Seidenbild
Druck und Bindearbeiten: Kupijai & Prochnow, Berlin
Printed in Germany
ISBN 3-89020-009-5

INHALT

VORWORT

„. . . daß Worte der Bilder Seele nicht malen können", – hier Buchmotiv und Begründung: Das **Bild,** so Christa-Barbara Kraft, ist oft statt der Worte der einzige Verstehens-, Begegnungs-**Raum,** in dem die Leiden und Schmerzen der Patienten bewältigt werden. Die Wahrnehmung dieses Raumes kann sich erfahrungs-, empfindungs-, erlebnisgemäß mit körperlich-symptomatischen und/oder beziehungshaft sich einstellenden Gefühls-Konstellationen verbinden.

„Es konnte mich trotz der Bedrohung nicht töten", so Karin Rohwer – „ich unterbrach das Rollenspiel und fing an, es spiegelnd zu gestalten". Das Bild und die Gestaltungen repräsentieren und erweitern in einer besonderen Weise den **Dialog**.

Was bewegt die beiden Autorinnen, so frage ich mich, diesen physisch-psychisch-sozial konstellierten Raum, diese Bilder-Welt zu betreten? Was lenkt Menschen, Patienten wie Therapeutinnen/ten dahin, dem „Bild-Fluß" von der Mündung bis zur Quelle nachzuspüren? Wieviel Ent-Setzliches, Aus-Einander-Setzungshaftes; wieviel dunkle, sich verlierende Spur ist in diesem papiernen, gemalten, gestalteten Raum, in dem wir kindlich-orientierungslos, ohne Hilfe umherirrten, – wenn nicht da jemand wäre, der das, was wir gestalteten, anschaute?

Vielleicht, so die Antwort auf die Frage, was in diesen Raum hineinzieht, ist: Ein Beweg-Grund zu diesem Ort, zu diesem Bild mag sein – diese aufwühlende, erregende, spannungs-aufbauende und -lösende ‚Annäherung' selber; sich anzunähern dem, was so anziehend, uns einbeziehend ist, eben: der urtümlichsten unserer Erfahrungen, die ‚Beziehung' ist.

Wenn Patientinnen/ten und Therapeutinnen/ten sich an diesem Ort begegnen, wird eine Quelle der Begegnung, wird ein frühes Beziehungsfeld wach; werden **unheimliche,** d. h. **kaum ort-bare** Vorstellungs- als Gefühls-, Beziehungs-Qualitäten rege: ‚Schmerzqualitäten' des Feuers (hier: des verbrannten, verlöschenden Gesichts), der Erde (hier: des mir das Liebste zudeckenden, verbergenden Grabes der Mutter), des Wassers (hier: dieser frühen Eindrücke, welche in Fluß geraten sind); wach werden elementar sich spiegelnde Gefühle früher Beziehung.

Da entstehen „Inseln, die ich gestalte und die die Patientin als rettende Inseln benutzte" (Kraft). Da entsteht „in der lichtlosen Dunkelheit" ein heller Raum, der sich der dunklen Seite der Kindheit zugesellen könnte.

Christa-Barbara Kraft und Karin Rohwer berichten von den Abgründen, den sich auftuenden Spalten/Spaltungen, dem Entsetzen unserer frühen Erlebnisform, – um diese der Versöhnung zu verfügen. Einer Form des rational und bewußt kaum Habbaren, aber bild-bewußt (und schon vorbewußt) in seiner Logik Erspürbaren sind die beiden Autorinnen mit ihren Patientinnen/ten auf der Spur.

Und da zeigen sich die Ab-Spaltungen, jene unversöhnten Teile früher Bilder: Versuchungs- und Versagungs-Situation; Verschmelzungs- und Isolations-Begehren; Zu- und Ab-Wendung, – wie frühkindlich und imaginativ oft grauenhaft erlebt, wie allzuoft nur von ihrer nicht beantworteten Seite erfahren.

Die inneren Bilder, so die Autorinnen, können sich materialisieren. Diese bildhaften Fragmente können sich – gefühlshaft wieder besetzt – mit einer Qualität (nicht nur mit einer psychischen Qualität: mit Entsetzen, Schmerz, Trauer u. a. m.), – sie können sich mit Erde, Wasser, Farbe, Papier verbinden – und so gemeinsam angeschaut, ausgehalten, auf den unterschiedlichsten Konkretionsstufen erfahren werden: „Das zur Verfügung stehende Material ... kann von erregend bis zurückweisend erlebt werden" (Kraft).

Was da so entgegen-sätzlich ist, spiegelt eine verinnerlichte Beziehungserfahrung: „Von den dunklen existentiellen Verlassenheitsgefühlen der Vergangenheit bedroht", heißt es zu einem Bild (6. Sitzung/Kraft). Die hospitalistisch-schaukelnde, nägelkauende, fingerlutschende Patientin offenbart einen entsetzlichen Bruch, – ein „Gefühl, daß es schon hell war, aber sich wieder um mich verdunkelt" (7. Sitzung/Kraft).

Blätterlos steht der Baum, grau liegt das Haus; dunkel ist der Himmel – bis im Bild ein Feuer entsteht: „Ich hatte ein Feuer gemalt", sagt sie zur Therapeutin, „und nur sie durften es löschen." Ein Sturm, Feuer-Sturm der Affekte, der Gefühle, – vormals, da zu mächtig, flach, versandet, verebbt – entsteht; eine gewaltige Gefühlsaufwallung, „Wut und Haß in ihr" bringen die tiefsten Wellenströmungen, -bewegungen zutage.

Von der Mündung zur Quelle, von der Oberfläche in die tiefe Flut: In dem Fortgang der Stunden fährt sie, die Patientin, imaginativ über schemenhaft sich andeutenden Abgrund – und erfährt: Daß sie ‚ihr Boot selbst zu bewegen habe'.

Was zu Beginn so entsetzlich, so disparat, – es wird schließlich farbiger: Die Welt, die Welt der Beziehungen, die es zu erkunden gilt, diese „Welt ist nicht schwarz oder weiß“, – ein Satz, der über den angedeuteten Szenen liegen könnte; der dazu animiert, jene Zwischentöne zu malen, die belebend, schrecklich und freudig belebend zugleich sind.

Vorbei also „die grauen Zeiten“ (so die Patientin)? Wohl nur da, wo die Ängste vor dem verbotenen Raum der Gefühle und Beziehungen schließlich „überflüssig“, aufgegeben sind; wo das „haltende Bekken“ (Kraft) des bild- und gestaltungstherapeutischen Settings angelegt, bereit ist, – früher Erfahrung Raum zu geben.

In einer letzten Hinsicht an die hier aufgedeckte unbewußte Welt schildert eine der Autorinnen, Karin Rohwer, kunst- und gestaltungstherapeutische Verläufe mit Kindern; fragment-, fetzenartig liegen die Defizite, liegen die unterbrochenen Entwicklungs-, Ausdruckslinien der Kinder da; und wie frühe Psychoanalyse immer wieder betont, gilt es, puzzleartig diese Lebenslinien zu „rekonstruieren“ (Freud).

Was tut man/frau angesichts solcher Bruch-, Soll-Stelle der Entwicklung, welche leiden macht? Was soll jener Junge machen, welcher sich in der Spannungsgeladenheit von Zurückhaltung und Verhaltensexplosion/Aggressivität exponiert? Un-, schlecht-Vermitteltes ist da offenbar, wo das Kind nicht nur symbolhaft-initial, sondern vorgängig: ganz real „alleine frierend, hungrig und durchnäßt“ zur Gestaltungstherapie erscheint: Eindringlich wie archetypisch steht dieses Bild da, dieses Bild, daß er verhungern könnte.

Der Junge bleibt nicht allein, verhungert nicht: Er zeichnet, malt in Anwesenheit der Therapeutin, jene ‚Masters of the Universe‘-Figuren, welche Kraft oder Verwesung, Leben oder Tod andeuten / sind: Muskelbepackt oder tödlich abgemagert, – zwei Weisen der Selbst-Werdung in verschiedene Richtungen. Zwei Ausdrucksgebungen, die der Therapeutin ‚nahe-gelegt‘ sind: Eine ‚Prinzessin‘ muß her, so der Junge im Fortgang der Geschichte – oder einer die Therapeutin fordernden Beziehungsstruktur.

Was Übertragung/Gegenübertragung ‚bildhaft‘ sind; was Bilder und Gestaltungen ‚dialoghaft‘ repräsentieren? Von Geheimnissen sind manche Beziehungen umgeben: ‚Worte können nicht der Bilder Seele malen‘, – hieß es zu Beginn . . .

Die beiden Autorinnen haben mit dem hier folgend Vorliegenden Methodik und Praxis der klinischen Kunst- und Gestaltungstherapie neu konzipiert. Ich wünschte mir, daß dieses Buch von vielen Praktizierenden gelesen werde.

Karl-Heinz Menzen, Februar 1993

1 Der Prozeß einer stationären Einzelgestaltungstherapie

1.1 Worte können nicht der Bilder Seele malen

Der Artikel teilt sich in drei Teile:

1) Als erstes stelle ich den theoretischen Rahmen der Ich-Selbst-Entwicklung dar, auf den ich mich in der Fallvorstellung beziehe.
2) Als zweites entwickle ich aus diesem Theorieverständnis den besonderen Stellenwert der Gestaltungstherapie, die in der Technik des begleitenden Malens und Gestaltens wesentlich ist und der ich die von mir entwickelte Technik des begegnenden Malens und Gestaltens hinzufüge.
3) Dann werde ich den Prozeß einer stationären Einzelgestaltungstherapie darlegen, in der außer den Bildern aus dem begleitenden und begegnenden Malen den Bildern der Trennungszeit eine wesentliche Rolle zukommt (im Sinne der Objektbeziehung und Objektkonstanz).
4) Zum Schluß nehme ich Bezug auf den Titel des Themas in seinem literarischen Zusammenhang.

Lange habe ich mich mit der Theorie der Objektbeziehung der sogenannten Britischen Schule der Psychoanalyse beschäftigt und mich bemüht, diese Theorie phänomenologisch mit Bildern aus den Gestaltungstherapieverläufen zu verflechten (Vortrag 1989, DAGTP Stuttgart, Jahrestagung). In diesem Artikel werde ich anhand von Bildern einen Fall vorstellen, in dem sich die Beziehungsdynamik zeigt und entsprechende Interaktionsmodelle sich bilden und bildhaft zum Ausdruck kommen.

Das Ich bildet sich, auf die Ausgangssituation der menschlichen Entwicklung bezogen, in der Spiegelung und Auseinandersetzung mit den für seine Entwicklung wichtigen Bezugspersonen.

Im optimalen Fall der Normalentwicklung erlebt das Kind sich in fester Verbindung mit einem Idealobjekt, das identisch ist mit dem Bild der vorwiegend guten Mutter und dessen späteren Weiterentwicklung im Sinne vorwiegend entwicklungsfördernder Mutter- und Vaterimagines. Bei solch einer optimalen Entwicklung wird dieses Ich/Selbst in einem tieferen Wortsinn zentral sein, nämlich zentriert, zentrierend – steuernd und in meist harmonischem Zusammenspiel mit seiner polaren Entsprechung: einem Ideal-Objekt, das vorwiegend die Züge eines ich-nahen, ermutigenden, verstehenden Beschützers trägt.

Aus solch einer frühen Beziehungserfahrung mit dem Ideal-Objekt wird das Kind ein gesundes Ich/Zentral-Ich entwickeln können, d. h., daß das Kind den Niederschlag dieser Beziehungserfahrung in Bildern verinnerlicht und damit über hilfreiche innere Bilder verfügt, um die Übergangsphase erleben und die Wiederannäherungsphase bewältigen zu können (auf diese Bilder werden wir in Form von Trennungsbildern in der Falldarstellung zurückkommen.)

So wird das Kind mit ca. drei Jahren über ein Zentral-Ich verfügen, das sich in weiteren Differenzierungs- und Entwicklungsschritten, z. B. in der ödipalen Auseinandersetzung, in der Pubertät oder in der Adoleszenz, ausbilden und zum Erwachsenen-Ich reifen kann.

Ist das Objekt im beschriebenen Sinne nicht ideal, wird sich ein schwaches Zentral-Ich ausbilden, das nur als Funktions-Ich zur Verfügung steht. In existentiellen Grenzsituationen – häufig bei Trennungserlebnissen, Identitätskrisen und Versagenszuständen – bricht dieses schwache Zentral-Ich zusammen und wird durch andere Ich-Aspekte (auch Partial-Ich genannt) ersetzt, die mit einem Alleinvertretungsanspruch auftreten.

Das ist das libidinöse Kind-Ich in der polaren Verklammerung mit dem erregenden Objekt und mit ewig gierigem Nachholbedarf, auf sehnsüchtiger Suche nach den Befriedigungen, die für die Symbiosephase charakteristisch sind. Das libidinöse Teil-Ich ist des Kleinstkindes Urnatur, steckengeblieben in einem Zustand gierigen Verlangens nach bestimmten Teilobjekten und Teilaspekten der Muttergestalt, insbesondere natürlich nach der idealen, der nichts als guten Brust. Es verkörpert die Summe all jener Bedürfnisse und Ängste, die in der Ambivalenzkrise nicht bewältigt werden konnten.

Das zweite Ich (auch Partial-Ich genannt), das auftritt, wenn das Zentral-Ich zu schwach ist, ist das anti-libidinöse Ich. Es ist die Summe wiederholter traumatisierender Erfahrungen des Kleinstkindes, das in seinen Sehnsüchten und Bedürfnissen durch eine abweisende, überwältigende oder wütende primäre Bezugsperson frustriert wird und sich mit ihr, dem zurückweisenden Objekt, identifiziert und sich in entsprechenden Bildern zeigt.

Das antilibidinöse Ich wendet sich damit gegen seine eigenen libidinösen Bedürfnisse; da beide Teil-Iche/Partial-Iche vom schwachen Zentral-Ich in Abspaltung gehalten werden und es somit zu keiner Integration ins Zentral-Ich kommt, wird die Bewältigung der Loslösung und der Individuation verhindert.

Insbesondere die Bilder von der frühen Mutter als gute Mutter und die Bilder von der Mutter als furchtbare Mutter werden durch die Teil-Iche präsentiert und treten in Ermangelung eines starken Zentral-

Ichs unverbunden auf. Auf die Falldarstellung bezogen können wir Bilder der guten Mutter in Aspekten des Gefäßes sehen: Brust/Bauch, über Naturdarstellungen von Quelle und Höhle über Pflanzliches bis zum Baum, der als fruchttragender Lebensbaum weiblich, gebärend, wandelnd und nährend ist – um nur einige Aspekte der guten Mutter zu nennen, die in der Entsprechung zum libidinösen Kind-Ich stehen.

Bildern der furchtbaren Mutter werden wir, wiederum auf die Falldarstellung bezogen, in der lichtlosen Dunkelheit, in Hexen, Drachen, Gespenstern und Vampiren begegnen und damit das antilibidinöse Ich kennenlernen. Dem schwachen Zentral-Ich war nicht möglich, die dritte Gestalt der Mutter, welche gut-böse ist und die Vereinigung positiver und negativer Attribute gestattet, zu bilden.

Die Internalisierung der Erfahrungen aus den früheren Objektbeziehungen ist verbunden mit Vorgängen der Introjektion und Identifizierung, die als innere Bilder ihren Niederschlag finden. In der normalen (gesunden) Entwicklung, in der die Interaktion zwischen Mutter und Kind sich frei von gröberen und größeren Störungen vollziehen konnten, werden die „guten" und die „bösen" Selbst- und Objektbilder schrittweise integriert. D. h., diese werden zu Repräsentanzen des Selbst und der Objekte, womit die Entwicklung voranschreiten kann, indem die Objekte ambivalent erlebt werden können und die Verlustängste des Kindes gemildert werden durch seine neugewonnene Fähigkeit zu libidinöser Objektkonstanz, auch dann, wenn das Objekt sich als enttäuschend erweist. Die Spaltung wird dann als Schutzmechanismus überflüssig und kann reiferen Abwehrmechanismen Platz machen.

Bei einer gestörten Entwicklung der Ich-Selbstbildung ist es zunächst gleichgültig, ob sich die abgespaltenen Partial-Iche (Teil-Iche) auf innere Reiz- und Leitbilder guter oder böser Mutterimagines beziehen.

Die guten Bilder sind so gut oder so schlecht wie die bösen, da sie in Abspaltung sind und der erkrankte Mensch von einander ausschließenden Kontrastbildern der Mutterfigur in seinem Unbewußten hin- und hergerissen wird und in seiner Seinsweise den Extremen ausgeliefert bleibt, zumindest dort, wo Gefühl verlangt wird: in existentiell wichtigen Versuchungs- und Versagungssituationen. Dann wird entweder wiederum nur die frühkindliche, primitive libidinöse Sehnsucht nach der nichts als befriedigenden idealen Mutter oder der Haß auf die unbefriedigt lassende oder überwältigende böse Mutter ausgelebt. Und diese guten und bösen Bilder stehen im Kampf miteinander und berauben das schwache Zentral-Ich (Funktions-Ich genannt) seiner Energien, so daß nur noch dieses als Not-Ich zur Verfügung steht.

Damit bleibt der in den ersten Lebensjahren verfehlte, einzig mögliche Weg zur Ich-Bildung weiterhin versperrt: das sich in der Interaktion zweier Menschen allmählich herausbildende Erleben einer vorwiegend als zugewandt und verstehend erfahrenen Mutter-Umwelt.

Für Menschen mit Störungen aus dieser frühen Entwicklungszeit sind bestenfalls übereinstimmende klinische Beschreibungen vorhanden, während diagnostische Benennungen sehr unterschiedlich gehandhabt werden und ätiologische Hypothesen zunächst beziehungslos nebeneinander stehen, während für die Gruppe der typischen Neurosen sowohl innerhalb des psychiatrisch deskriptiven Rahmens als auch in der psychoanalytischen Neurosenlehre weitgehende, verständigende Übereinstimmung herrscht. So sehen wir uns diagnostischen Bezeichnungen gegenüber, die von Grundstörung, intentional-kommunikativer Störung, narzißtischer Störung, Identitätsstörung bis hin zum Begriff der Borderline-Erkrankung reichen.

Die beiden Hauptsymptome der frühen Störung sind Selbstwertproblematik und Beziehungsstörung.

Gefühle von Wertlosigkeit und Fremdheit prägen das Erleben der Patienten. Das Selbstverständnis, die Beziehung zur eigenen Person ist oft bestimmt von Unverständlichkeit, Fremdheit und Minderwertigkeit. Das gleiche gilt für die eigene Körperlichkeit, die Körperorgane und das äußere Erscheinungsbild, die als befremdlich, beschämend oder korrekturbedürftig empfunden werden. Kontakte zu Menschen sind meist problematisch – von starker Einseitigkeit und ohne Befähigung zu gegenseitigem Verstehen, von Mißtrauen und Ängsten getönt.

Fehlerwartungen und Fehleinschätzungen verunmöglichen häufig das Zustandekommen einer befriedigenden, dauerhaften sexuellen Bindung. In ihrem Kontakterleben zu den Mitmenschen sind sie geprägt von Mißtrauen bis hin zu Projektionen einerseits und Verschmelzungswünschen andererseits, denen sie mit Autonomiewahrung bis hin zum isolierten Rückzug zu entgehen versuchen.

Diesen Menschen ist gemeinsam, daß sie sich bisher keine sichere Identität erwerben konnten, und so sind sie mehr als andere Menschen auf das konkrete Wahrnehmen und Handeln angewiesen, um sich in ihrer Aktivität, ihrer Bezogenheit und ihrer Erfassung auf Menschen und Dinge zu erleben, zu erfahren und zu erkennen.

In der Behandlung solcher Menschen hat die Gestaltungstherapie ihren besonderen Stellenwert. Mit ihren spezifischen Merkmalen – Raum, Material und Mensch – stellt sie einen Wahrnehmungs-, Handlungs-, Erfahrungs- und Erlebensbereich bereit und eine Beziehungsform zur Verfügung, deren Parallelität zur frühkindlichen Entwicklung ich in Teilaspekten aufzeigen will.

Die Gestaltungstherapie stellt einen Raum zur Verfügung, dessen Inhalt eine Atmosphäre von Sinnlichkeit, Reizen und Handlungsimpulsen schafft und in dem sich ein Spielraum für Spüren, Schauen, Bewegen, Entfalten und Begegnung anbietet.

Das zur Verfügung stehende Material – Erde, Wasser, Farbe und Papier – kann von erregend bis zurückweisend erlebt werden. Die Wahrnehmung und Auseinandersetzung mit dem Gegenüber: den Substanzen, dem Material, kann mit affektiven Erfahrungen verbunden sein, die mit Hilfe des Gestaltungstherapeuten, der vorwiegend die Züge eines „ich-nahen, ermutigenden, verstehenden und beschützenden" Gegenübers trägt, erlebt werden.

Es ist die gemeinsame Arbeit von Gestaltungstherapeuten und Patienten, die materialisierten Schöpfungen (in der Kunst werden sie auch Objekte genannt), die als Bild/Plastik = Gestaltung schlechthin Körper, Geist und Seele enthalten, in ihrer Lebendigkeit und Bedingtheit wahrzunehmen und zu erfahren. In der gemeinsamen Hinwendung zu den Werdens- und Wandlungsprozessen der Schöpfungen können sie zeitlich und objektal in einem Beziehungsgeschehen geortet und vollzogen werden, was sich häufig erstmals durch körperliche Wahrnehmungsveränderungen ausdrückt.

So, wie innere Bilder aus der Interaktion mit dem frühen Objekt sich materialisieren können, die als gute oder hilfreiche Bilder vorhanden sind, so denke ich, geht es bei diesen Patienten hauptsächlich um die Affektbilder, die nicht als hilfreich vorhanden sind und als Bestandteil der eigenen Persönlichkeit langer Verleugnung unterliegen oder als Projektion im Gegenüber lebendig werden. Deren Werdenszeitpunkt aus dem vorher Gesagten ist vielleicht deutlich geworden. Um diesen einen inneren Wandlungsprozeß zu ermöglichen, heißt es für mich, eine bestimmte Beziehungsform aufzusuchen und sich für Interaktionserfahrungen zur Verfügung zu stellen.

Dafür bedarf es eines geschützten Raumes und Umfeldes, wie dies in einer Klinik gegeben ist. Durch die Strukturierung des Tagesablaufes und im Zusammenwirken der Therapeuten entsteht das „haltende Becken", das nötig ist, um einen regressiven Prozeß in seinen Entwicklungspotenzen zu ermöglichen und zu begleiten. Das gleichwertige Miteinander der Therapeuten ist Voraussetzung, um dem Patienten den Freiraum für seine Entwicklung zu gewährleisten.

Nun möchte ich den Verlauf einer stationären gestaltungstherapeutischen Einzelbehandlung über 20 Sitzungen vorstellen. Der Name ist geändert, und ich danke Frau Klein für die Erlaubnis, von der gemeinsamen Arbeit berichten zu dürfen.

Die 28jährige Patientin kam nach zwei längeren Therapien (1983–87 und 1987 bis Anfang 1990) mit der Diagnose Angstneurose mit ausgeprägter Agoraphobie, psychosomatischen Beschwerden und depressiver Problematik mit Schlafstörungen und Grübeleien in die Behandlung. Sie bewegte sich die letzten drei Monate nicht mehr aus der Wohnung. Ich gehe jetzt auf die Anamnese nicht weiter ein, da sie sich im Behandlungsverlauf immer mehr konturiert.

Ich hatte Frau Klein damals einmal wöchentlich in der Gestaltungstherapie, außerdem nahm sie an der wöchentlich stattfindenden Gartenarbeitsstunde bei mir teil.

Anhand der Bildserie möchte ich den Prozeß von Frau Klein, in dem gemeinsames Tun und Erleben und die verbale Reflexion innerhalb der Gestaltungsstunde zusammengehörten, vorstellen. Ich möchte dabei noch einmal betonen, daß Gestaltungstherapie keine nonverbale (oder averbale) Methode ist, sondern daß die Gestaltungstherapie genauso die bewußt sich entwickelnde Beziehung zur Grundlage hat, in der die Sprache notwendig und wichtig ist, um aus dem Erfahrungs- und Erkennensprozeß einen Erkenntnisprozeß zu ermöglichen.

Nun zum Gestaltungsprozeß von Frau Klein. Ich beziehe mich in meinen Aussagen auf die Bilder, die in den Sitzungen entstanden, die Bilder, die zwischen den Sitzungen entstanden, sind von der Patientin kommentiert (Patientenbilder links – Therapeutenbilder rechts).

1. Sitzung:

Die Patientin kommt eher forsch zur Stunde und sagt gleich, daß sie nicht wisse, ob sie hier was bringen könne. Sie male nur mit Stiften und wie wichtig ihr schöne Bilder seien. Die Beziehungsaufnahme wird mit viel Reden ihrerseits bewältigt. Ich biete ihr Papier als Raum an, den sie mit ihrer heutigen Lieblingsfarbe ausmalen könne, und dabei bitte ich sie, die Wahrnehmung zuzulassen, wie groß – wie klein der Papierraum – Handlungsspielraum ihr heute entspricht und die Entscheidung zu treffen.

Darauf läßt sie sich ein und malt konzentriert auf dem Papier. Ich wähle gleiches Format und nehme auch das von ihr gewählte Malmaterial (Fingerfarbe). Ihre Farbe ist türkis – meine blau. Nach 30 Minuten schweigenden Malens erzählt sie von den vorhergehenden Therapien und von den Veränderungen in dem Kinderladen, in dem sie als Erzieherin mit einer Krankheitspause von drei Monaten tätig ist. Vorher gesunde Kinder – jetzt behinderte Kinder, wodurch sich das Konzept veränderte und Integrationsarbeit verlangt wurde. Sie äußert, daß sie Neid und Eifersucht den Kindern gegenüber spüre, da diese heute viel mehr Möglichkeiten hätten. Sie selbst ist mit 1 1/2 Jahren von der alkoholabhängigen Mutter weg ins Heim gebracht worden.

Sie schaut mein Bild kaum an und sagt auch nichts über ihr eigenes Bild.

Am Ende bemerkt sie, daß sie sich entspannt fühle, und sogleich tritt die Sorge auf, daß sie so viel geredet habe; dahinter steht die Frage: Habe ich zu viel geredet?

Ich sage, daß alles, was ausgesprochen werden will, ausgesprochen werden kann, und damit endet die Stunde.

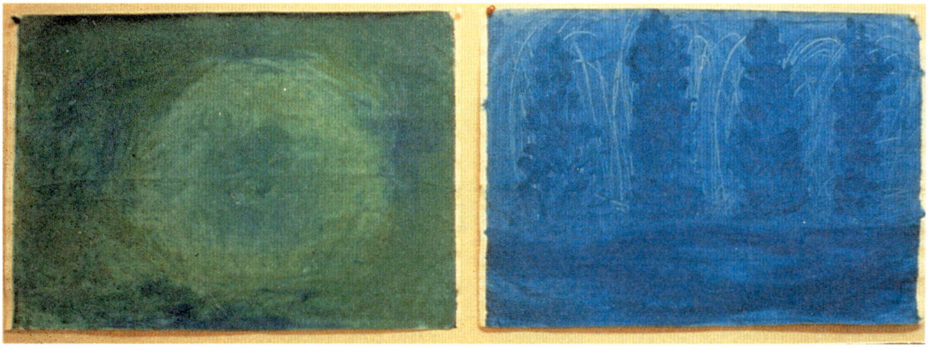

Schauen wir auf die **1. Stunde:** (Patientin links/Therapeut rechts). Von der Bildebene her geht sie in die Mittelpunktkonzentration – es gibt kein Oben, Unten, nur die Mitte, wo beide Bewegungen dynamisiert sind: die des In-die-Tiefe-Gehens, in den Brunnen gezogen zu werden, und die des Hochkommens, das Dunkle ins Hell empordrängend. In Verbindung mit ihren Erzählungen stellt sich die dunkle Seite des Kindseins ins Zentrum. Durch die Bedürftigkeit der behinderten Kinder und deren Befriedigung kommt sie in Konflikte mit ihrer bedürftigen Kindseite in Form von aggressiven Gefühlen, die sie mit der Angst in Schach hält – sie kann seit drei Monaten nicht mehr in den Kindergarten gehen.

Dieses Gefühl drückt sie in der 2. Sitzung auch bildhaft aus und benennt es mit Angst. Ich nehme ihr Rund auf und gestalte eine Land-

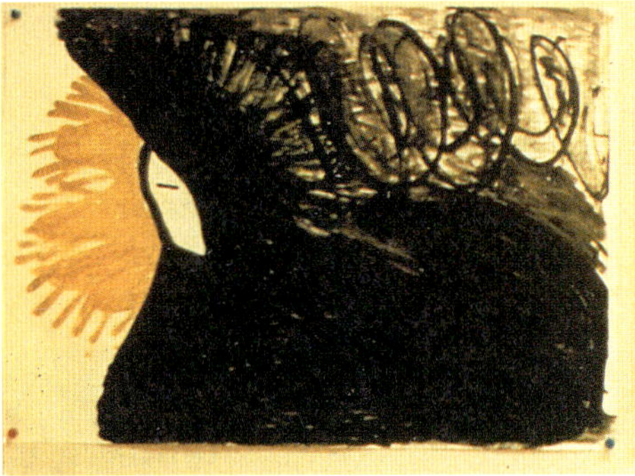

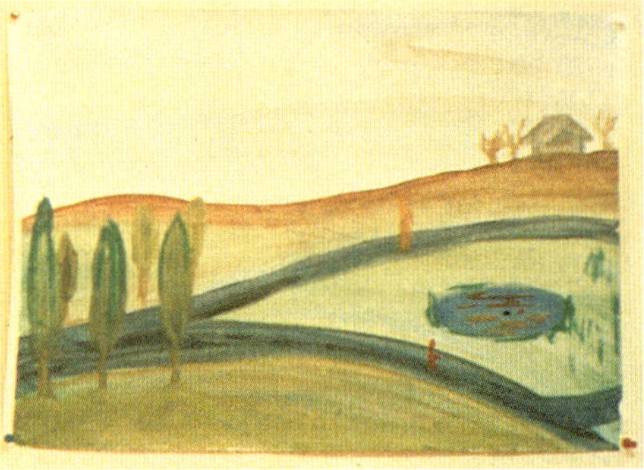

schaft mit zwei Wegen. Auf dem einen Weg geht ein Kind, auf dem anderen ein Erwachsener. Der Weg hat sich irgendwann geteilt, und die beiden können sich am See treffen. In dieser Sitzung fragt sie mich, ob sie meine Bilder auch zu sich aufs Zimmer nehmen dürfe, was ich bejahe.

Das erste mitgebrachte Bild zur 3. Stunde – ihr Kommentar:

„Ich habe auf Sie gewartet, und Sie kamen nicht (mir wurde ein falscher Termin genannt). Während des Wartens habe ich mich verlassen gefühlt.“

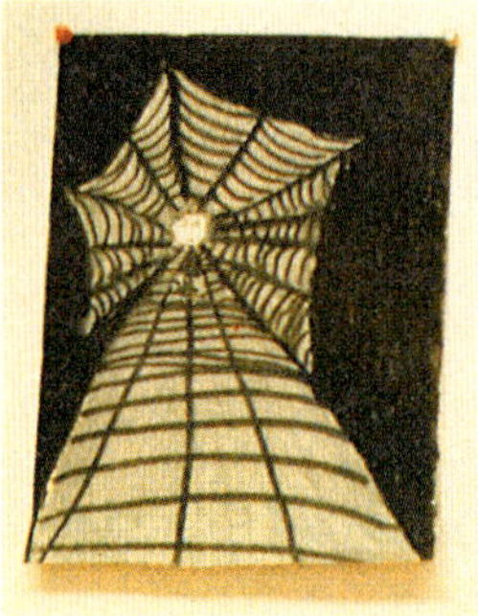

In der **3. Sitzung** wird in ihrem Bild der Angstzustand durch einen heftigen oralen Triebimpuls aufgerissen – ich beantworte ihn mit einem narzißtischen Aspekt, der Schatzkiste, die vom Meeresgrund in die Höhe drängt.

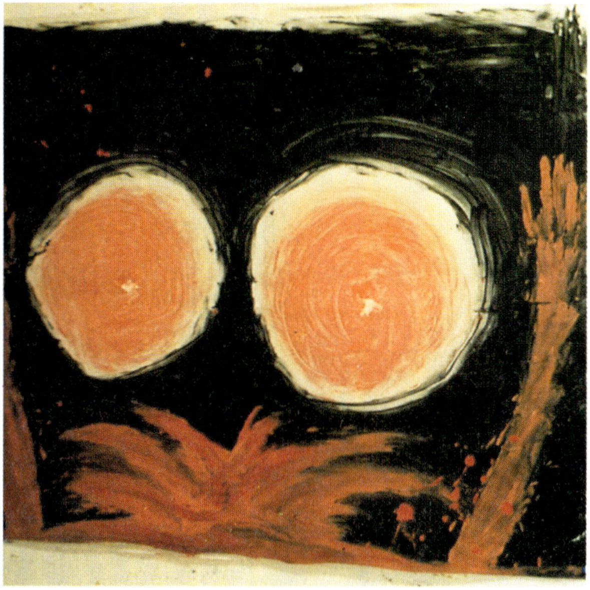

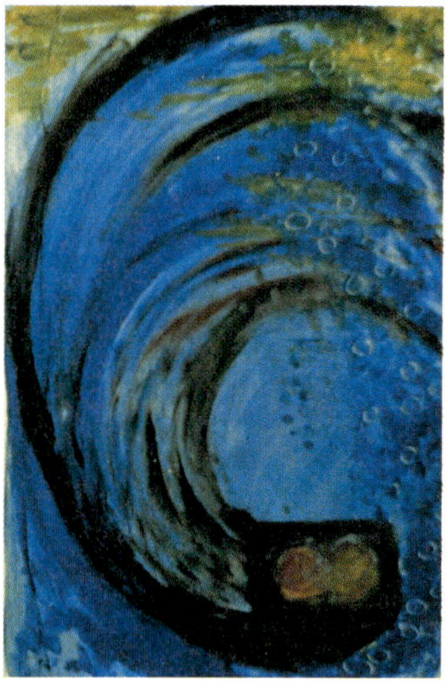

In der **4. Stunde** kultiviere ich sozusagen ihren Triebwunsch zu einem Beziehungsgeschehen, und sie bringt mich als Energie-/Lichtspender, einem eher männlichen, väterlichen Aspekt, auf dem Bild in Beziehung.

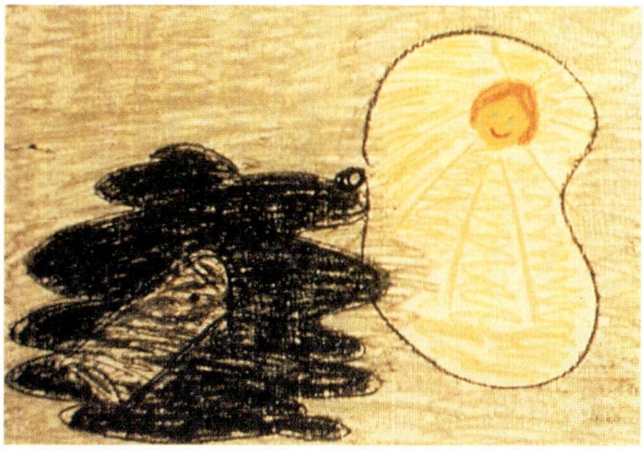

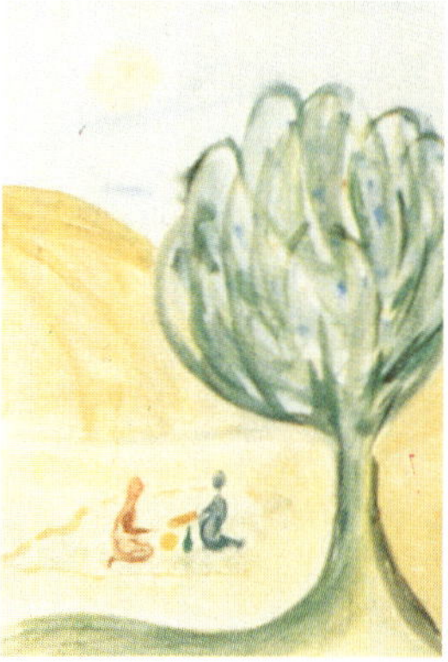

Das zweite mitgebrachte Bild zur 5. Sitzung – ihr Kommentar:

„Das Bild stellt meine verzweifelten Hilferufe an Sie dar, die ich empfunden habe, als Sie Arbeitsstunde hatten und mich meine innere Unruhe so gepackt hat, daß ich glaubte, wahnsinnig zu werden. Ich wollte zu Ihnen und konnte es mir nicht eingestehen.“

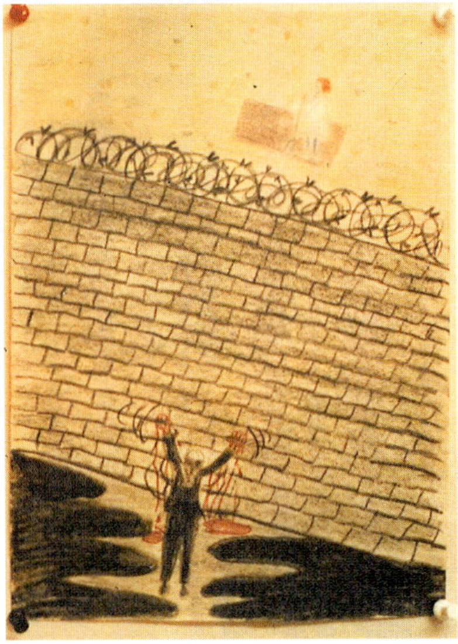

Als mütterlich/weiblich kann sie mich noch gar nicht aufnehmen, da sie voll ist von negativ weiblich Geschlucktem, was im Vulkan seinen ersten Ausbruch, auch im Sinne des Ausspuckens, bekommt – in dieser **5. Sitzung**.

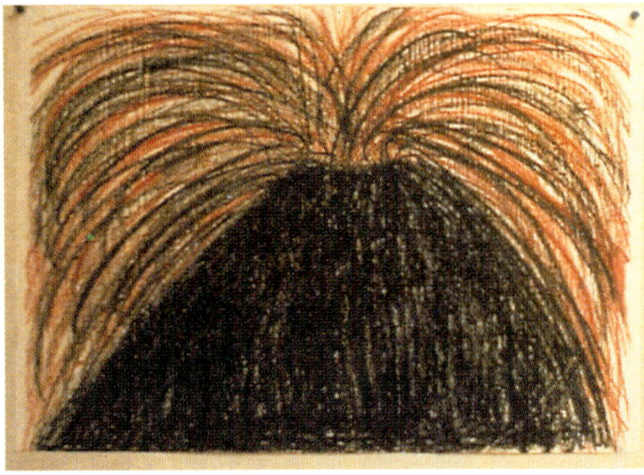

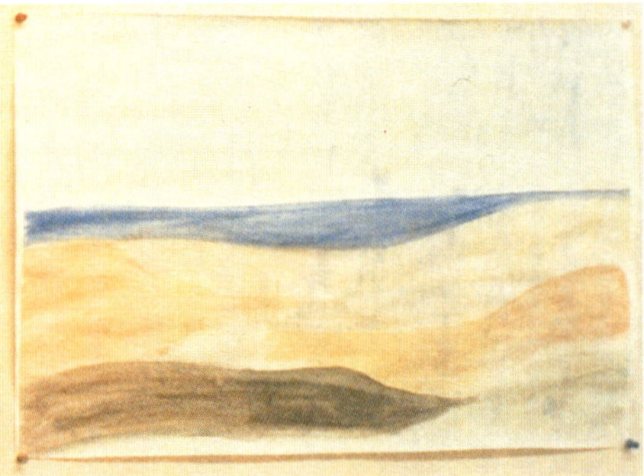

Diese Mischung vom Ausspucken der Worte und dem auftauchenden Wunsch beim Gestalten, ins „Fließen“ kommen zu wollen, begleitet sie mit Erzählungen von der Mutter: Daß sie nie wieder mit einer Mutter was zu tun haben wolle, daß sie sich entschieden habe, in ihrem Leben mit dieser Zeit abgeschlossen zu haben.

Sie erzählt von einer Lehrerin, die sie dem Vater als Frau zuführen wollte, und von einer Erzieherin, die sie bei sich zu Hause aufnahm, als sie 12 Jahre alt war, daß sie von beiden in massivster Form fallengelassen wurde – so, wie sie knapp 1 1/2jährig von ihrer Mutter ins Heim gebracht wurde.

Ihre Psychodynamik, entwicklungspsychologisch betrachtet, hieß, daß sie als Kind die Loslösung nicht vollziehen konnte, die Trennung gewaltsam erlebt hat, die Übergangsphase von Trennung und Wiederannäherung nicht möglich war und sie somit die Wiederannäherungskrise nicht bewältigen konnte. In der Konsequenz konnte sie dafür kaum hilfreiche Bilder verinnerlichen.

Ihre verinnerlichten Bilder oder Mutter-Imagines sind gefährlich und lassen als Bewältigungsversuch nur den isolierten Rückzug zu. So ist sie auf das konkrete Wahrnehmen und Handeln angewiesen, um sich der Objektwelt wieder anzunähern.

6. Sitzung:

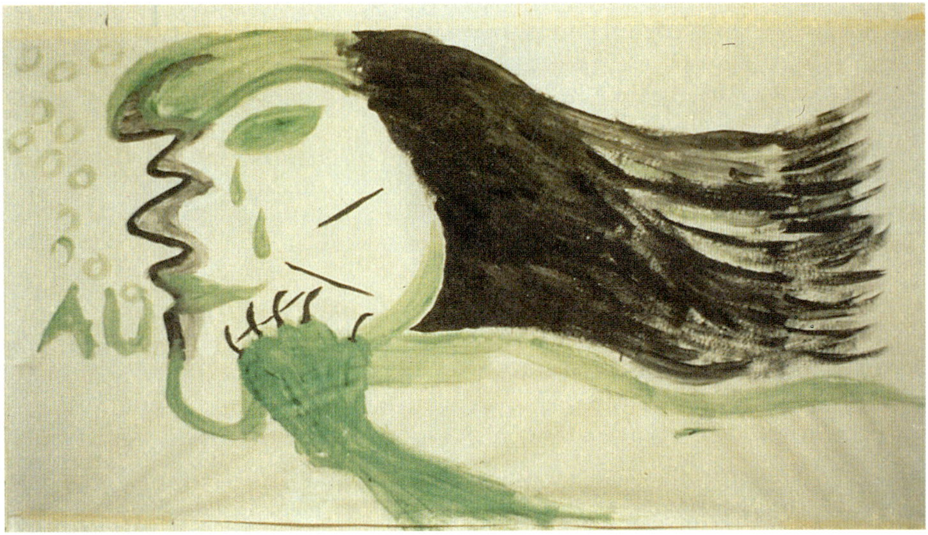

Wir sehen die verinnerlichte Objektbeziehung, die ich auf der Bildebene zu spüren bekomme (ich bin grün – die Patientin schwarz) und die es gilt, in einem Wandlungsprozeß zu bekommen, und den gefährdeten Ich-Raum erreichen, der von den dunklen existentiellen Verlassenheitsgefühlen der Vergangenheit bedroht ist, und die sich in Symptomen der Hospitalisierung zeigen: Schaukeln, Finger lutschen, Nägel kauen, ständiges Walkman auf den Ohren haben, ausfahrende, tic-hafte Bewegungen, in schwarze dicke Pulloverhüllen eingewickelt sein.

Sie geht auf das **Begegnende Malen** ein, äußert ängstliche Nachfragen, was sie machen solle.

Ich antworte, daß sie spontan dem nachgeben kann, was ihre Hand machen will, sie ist immer noch sehr bedrängt von der Angst, daß sie etwas machen könne, was mich ärgert oder stört und ich mich dann von ihr zurückziehen könnte.

Ich sage ihr, das ist jetzt eine Erfahrung, die sie mit mir und ich mit ihr und die beiden Farben miteinander machen können, und daß wir uns dann dies, was auf dem Papier geschieht, anschauen können. Ich lasse mich von ihrer in schwarz gesetzten Linie zu einem Kopf inspirieren, sie malt die Haare und ich stütze den Kopf mit einer Hand und lasse die Frau atmen. Dann macht sie aus der Hand eine Kralle, woraufhin ich „Au“ schreibe, es folgen die Kratzspuren von ihr im Gesicht – woraufhin ich die Frau weinen lasse.

Sie sagt, daß sie sich lange nicht getraut habe, das Grün zu berühren, daß dann so ein aggressiver Impuls gekommen sei, wodurch die Hand zur Tatze wurde, über den sie dann traurig wurde; und ich bemühe mich, die Tatze anzunehmen und zu zähmen, bis sie bereit ist, sie als ihr zugehörig zurückzunehmen. Diesem Prozeß stellt sie sich in der 10. und 11. Sitzung.

Das dritte mitgebrachte Bild zur 7. Sitzung – ihr Kommentar.

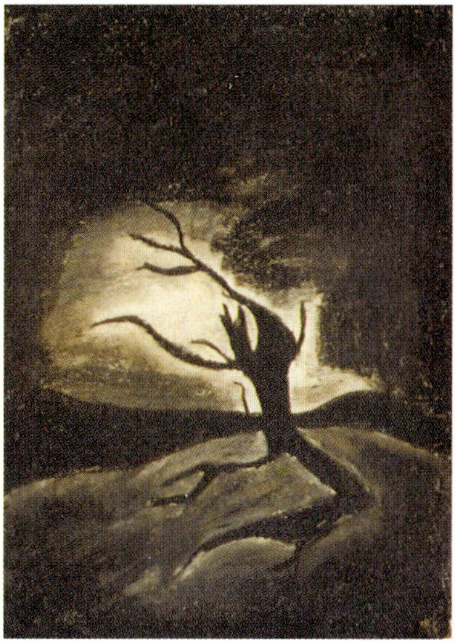

„Der blätterlose Baum stand für das Gefühl, daß es schon hell war, aber sich wieder um mich verdunkelt."

Sie kommt in die **7. Sitzung** mit Tränen in den Augen und der angstvollen Aufgeregtheit, daß ich auch noch eine andere Patientin in Einzeltherapie habe, was in ihr eine Mischung aus Enttäuschung, Wut und Eifersucht hervorbringt. Sie sagt, daß es sie störe, wenn irgendjemand im Haus etwas von mir erzählt, weil sie mich ganz allein für sich haben wolle.

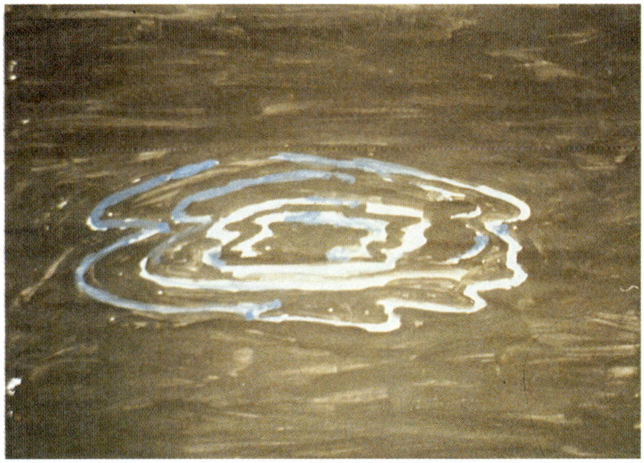

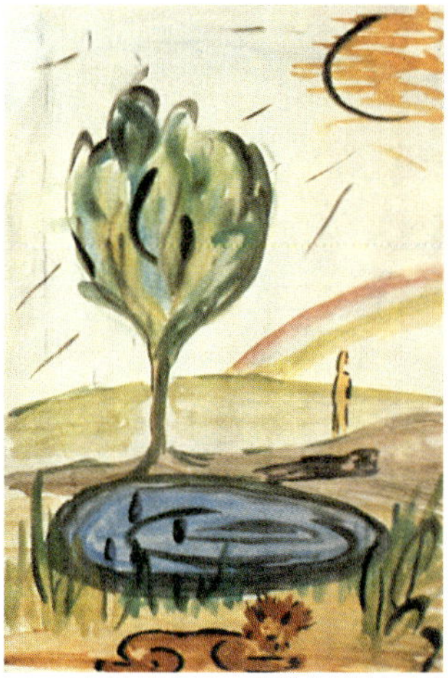

Ich sage, daß ich in der Stunde für sie da sei, sie gestaltet dann das Bild und wird ruhiger. Ich male die Elemente der Erzählung und der letzten Gestaltung. Sie sagt, die Bilder von mir erlebe sie wie eine beruhigende Hand, sie helfen, wenn sie im Bett liege und die Angst über sie komme, dann faßt sie sie an. Zu dieser Sitzung folgender Kommentar:

„Ich fühle mich wie ertränkt von meinen Gefühlen: Als wir über Ihr Bild sprachen, hat mir gefallen, daß Sie erkannt haben, daß ‚mein Löwe' Sie aber an mich herankommen läßt und daß ich, auch wenn ich mich totstelle, nicht allein bin."

In der **8. Sitzung** bringt sie diese drei Bilder mit:

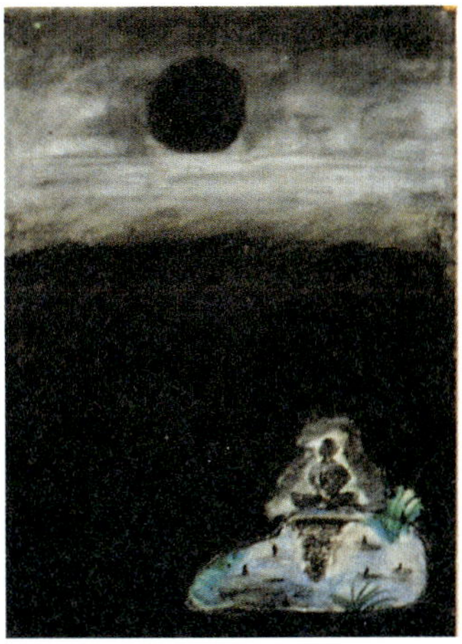
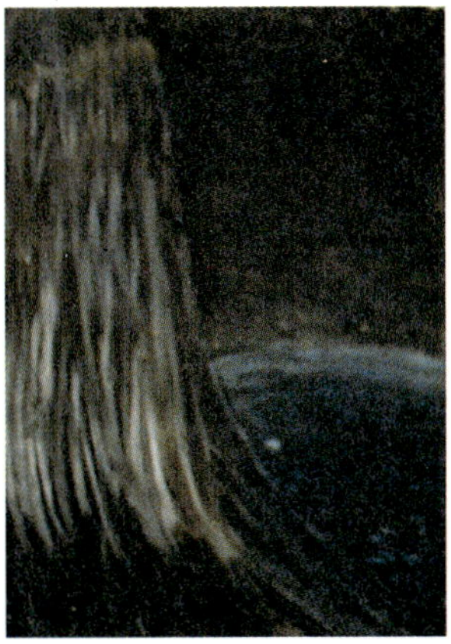

„Das erste Bild sollte ausdrücken, wie es mir dabei geht, wenn ich mich totstelle. Es symbolisiert, daß es auch Schönes (z. B. den Teich) gibt, daß ich aber nicht in der Lage bin, das zu sehen. Bild Nr. 2 drückt mein Gefühl aus, kurz vor dem Abgrund zu stehen."

Das angefangene dritte Bild gebe ich ihr wieder, mit der Bedingung, die kleine Hand zu schützen.

Außerdem bringt sie einen Traum mit:

„Ich war auf der Straße, offensichtlich in der Nähe der Wiegmann-Klinik, und kam zu einem kleinen grauen Haus. Ich mußte immer ein Krankenbett schieben – beim Laufen legte ich das Bild von Ihnen darauf und schob das Bett weiter. Dabei ging das Bild weg – das Bett hat das Bild geschluckt, jetzt ist es weg, worauf eine Frau Spiegelberg im Traum auftauchte, nach dem Bild suchte und es findet."

... und dann habe sie nach mir gerufen, sei aufgewacht und habe das Bild angefaßt.

9. Sitzung: mitgebrachte Bilder:

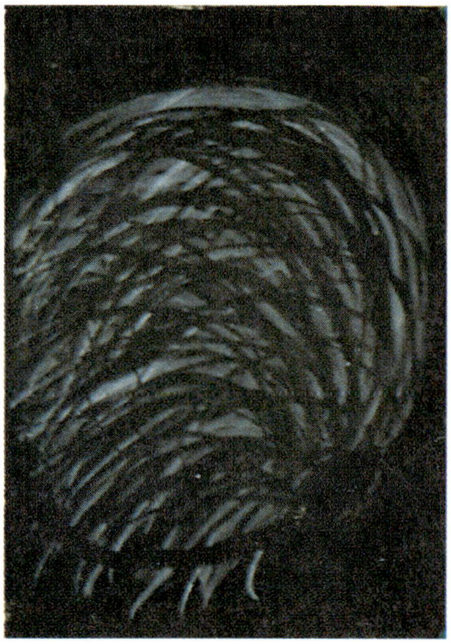

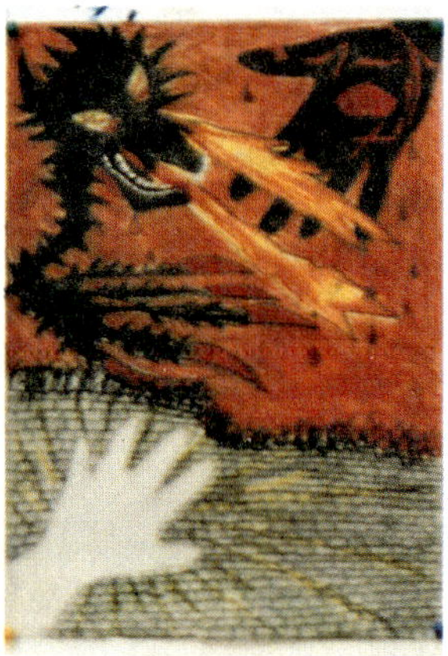

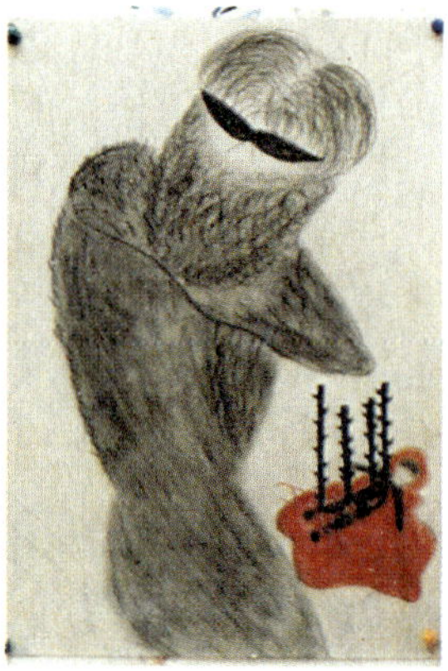

„Bild Nr. 1 hat mir von der Bewegung Spaß gemacht. Was ich damit ausdrücken wollte, kann ich nicht sagen."

„Ich brachte das Bild mit, das ich als Aufgabe hatte, und der Drache ist geboren." – Das 3. Bild gab sie mir zur Aufbewahrung, da sie davon sehr geängstigt wurde.

Es ist die letzte Sitzung vor meinem Urlaub, und das ist schwer für sie. Dieses Gefühl kommt in der mühevollen Haltung, sich groß zu halten, deutlich zum Ausdruck. Ich gebe dem Drachen einen Ort und eine Aufgabe: das Feuer zu bewachen. Sie fragt mich nach Dingen von mir – ich gebe ihr ein Marsupulami, das quietscht und wütend ist, und sie wünscht sich dann ein Halstuch, was sie geliehen haben möchte.

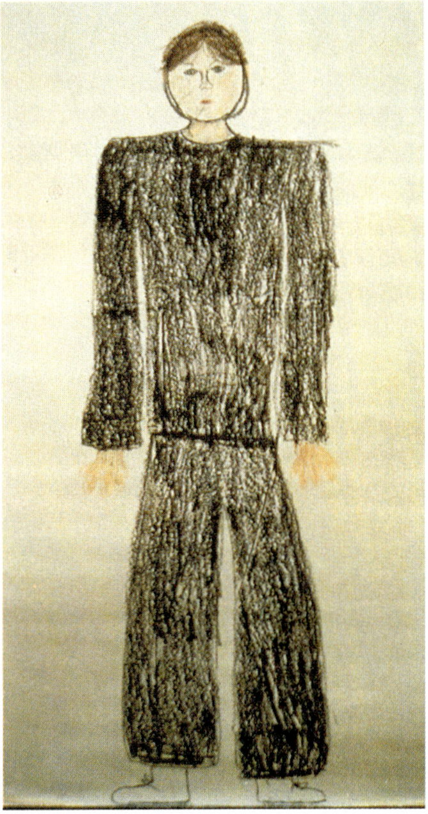

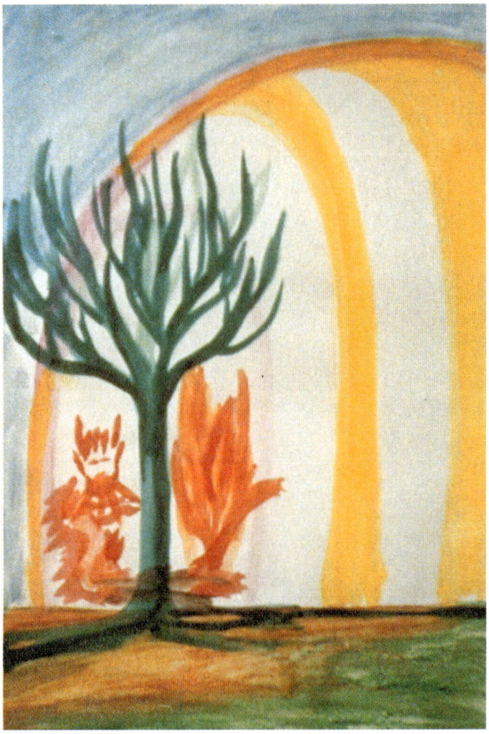

Nach 14tägigem Urlaub bringt sie dann 3 Bilder mit:

„Bild 1 habe ich in Gedanken an Sie gemalt.“

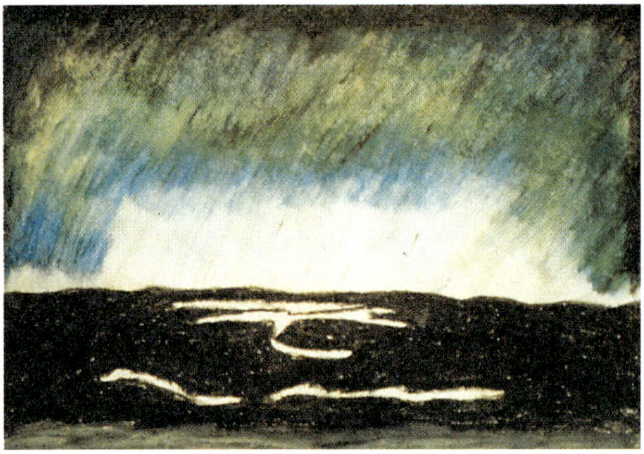

1

„Bild 2 entstand nach einem Konflikt mit meinem Vater. Ich konnte über das Malen mir meine Aggressionen gegen ihn zulassen.“

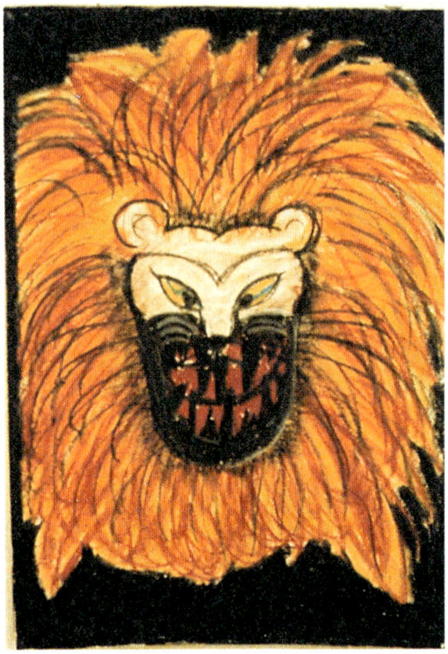

2

3

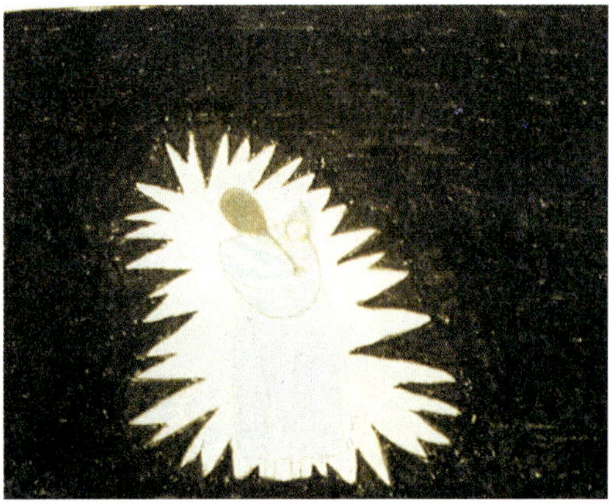

Bild 3: „Nachdem ich die analytische Therapeutin mit ihrer Tochter gesehen habe (obwohl sie mir sagte, sie käme allein), war ich sehr traurig. Ich empfand wieder diesen Schmerz, der mich überkommt, wenn ich mir bewußt mache, daß ich bestimmte Erlebnisse nie haben werde. Ich war nach der Traurigkeit auch wütend und dachte, wenn es

in der Realität nicht so ist, daß ich getragen werden kann, dann auf der Bildebene. Es war mir angenehm, mich mit dem Kind zu identifizieren. Es hat mich getröstet."

Es ist die **10. Sitzung:**

Frau Klein erzählt von der Mitpatientin, die auch bei mir in Therapie ist, wie ihr diese auf den Wecker gegangen sei, wenn sie die Tage bis zu meinem Wiederkommen zählte. Daraufhin biete ich ihr an, sich und die Mitpatientin zu gestalten. Ihr Kommentar zu der Stunde:

„Wir sprechen über die Zeit während Ihres Urlaubs, und ich sprach einen Konflikt mit einer Mitpatientin an. Während des Malens war ich völlig in die Szene eingetaucht. Es hat mir Spaß gemacht, mit den Farben meinen Gefühlen Ausdruck zu verleihen.

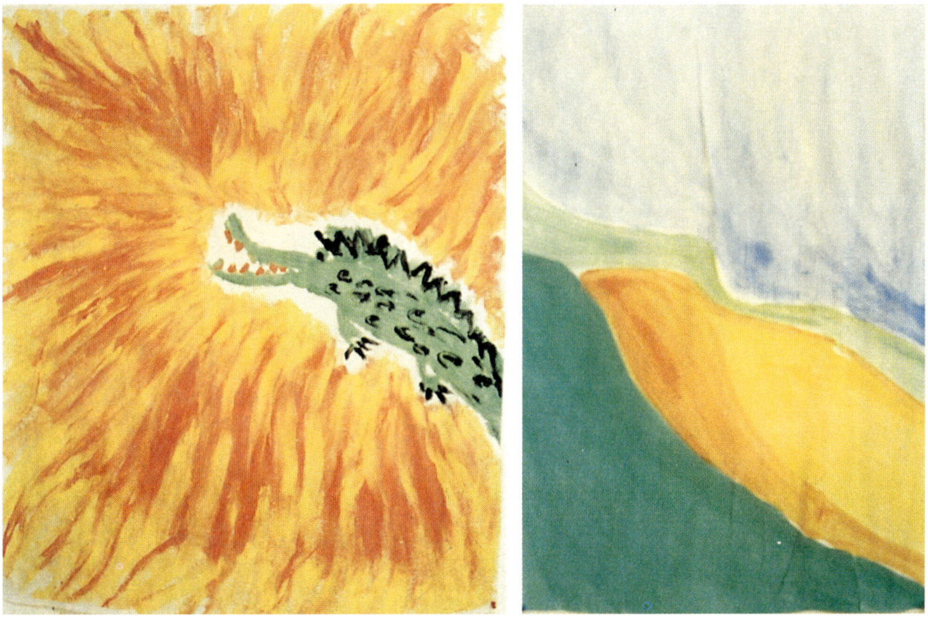

Die Interpretation von Ihnen zu diesem Beziehungsbild hat mich fast umgehauen. Ich war fest davon überzeugt, daß meine Erklärungen stimmten, bis Sie Ihren Eindruck schilderten. In diesem Moment, als Sie es aussprachen, wußte ich: Sie sehen es richtig. Es stimmt! Sehr angestrengt, beeindruckt und entlastet bin ich aus dieser Stunde gegangen."

Es wurde immer deutlicher, daß sie der Drache ist und nicht die Mitpatientin, und ich sprach die Aussichtslosigkeit an, den anderen wirklich zu sehen, wenn man soviel Feuer zwischen sich und dem anderen spucken muß.

Sie kann in meinem Bild das Anlehnende sehen; mit Genugtuung sieht sie den Himmel, auf den bezogen sie meint, daß er ja „auch nicht ohne“ sei.

In dieser Stunde erzählt sie mir, daß sie in ihrem Tagebuch ihre Gestaltungsstunden festhalte.

In die **11. Sitzung** bringt sie 3 Bilder mit, das antilibidinöse Ich mit seinen Schreckensfiguren

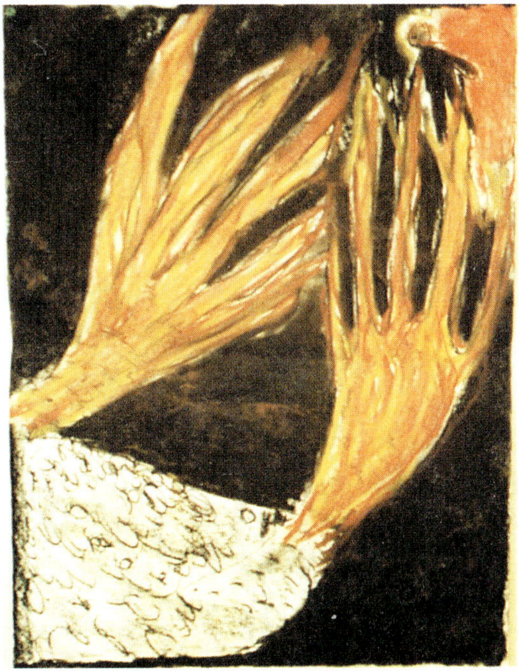

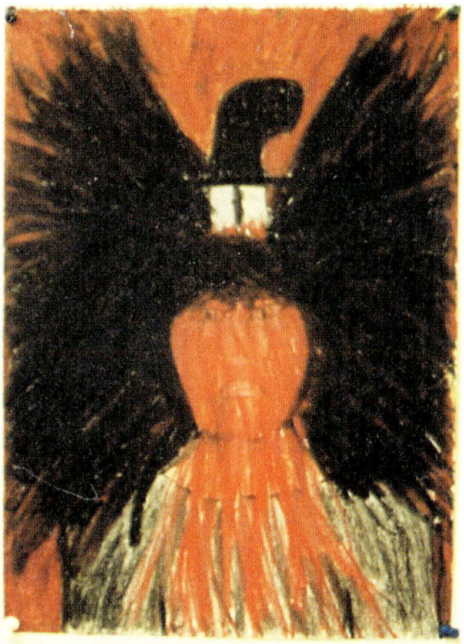

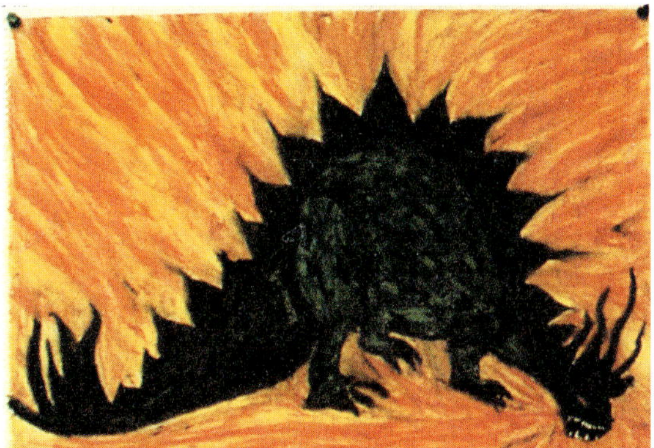

... und erzählt von den Aggressionen, die sie gegen sich richte – sie konnte sich vor ihnen retten, indem sie sie malte (ich habe die Bilder bei mir aufbewahrt). Wir sprachen in dieser Sitzung über diese Gefühle.

Sie bringt in die **12. Sitzung** wieder 2 Bilder mit ...

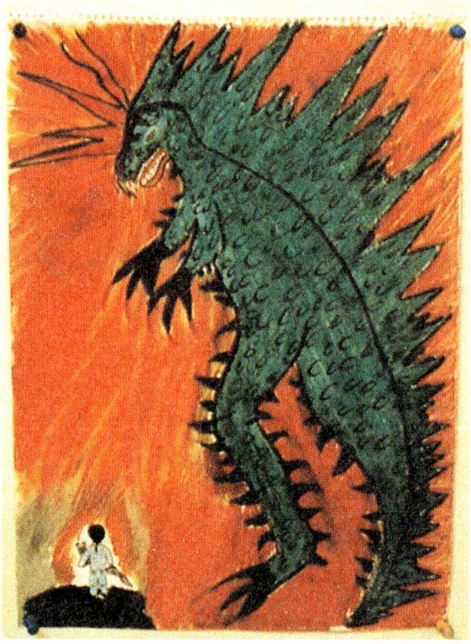

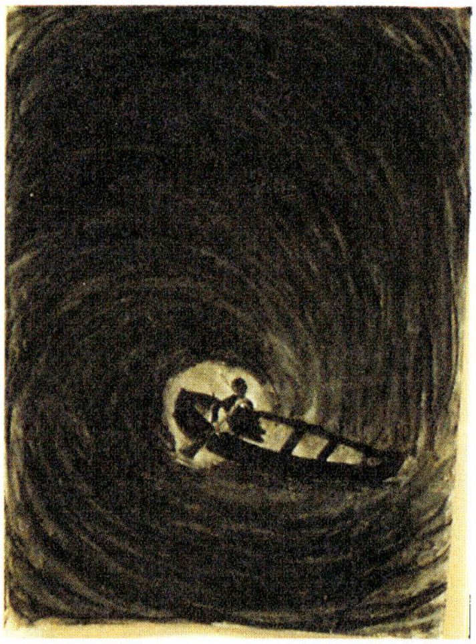

... und stellt dabei im ersten die Aggression gegen die kindlichen Bedürfnisse dar. Im zweiten Bild befindet sie sich im Strudel ihrer Gefühle, sie hat zwar ein Paddel, ich spüre aber, daß es sich um eine innere Übergangssituation handelt, die nicht ungefährlich ist. Wir besprechen konkrete Dinge – Busfahren, welche Stellen in Berlin sie besucht –, sie fragt mich, was mir gefalle usw. Sie würde am liebsten mit mir spazierengehen, damit ich ihr die Welt zeige. Auf die Frage, wie sie sich vorstelle, daß ich lebe, kommt sehr prompt – na, sicher mit einem Mann.

Bei allem Verständnis spürte ich in dieser Stunde Anspannung in mir und fragte mich, wie das weitergehen soll, weil ich irgendwie kein Fortkommen sah, wenn ich sie so schaukelnd, Fingernägel kauend und kleinkindhaft mir gegenüber sah.

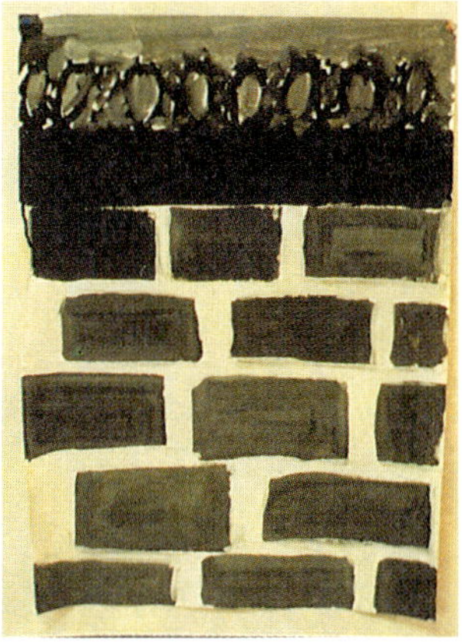

Das Bild von ihr entstand unter dem Aspekt, wie sie mich in dieser Stunde erlebt hat. Sie interpretierte mein Nichtmitgestalten als Ablehnung und verbalisierte dies; sie fragte mich aber gleichzeitig, ob sie einen der Emaille-Kugelschreiber von mir bis zum nächsten Mal behalten dürfe, was ich bejahe.

Bringt zur **13. Sitzung** zwei Bilder mit:

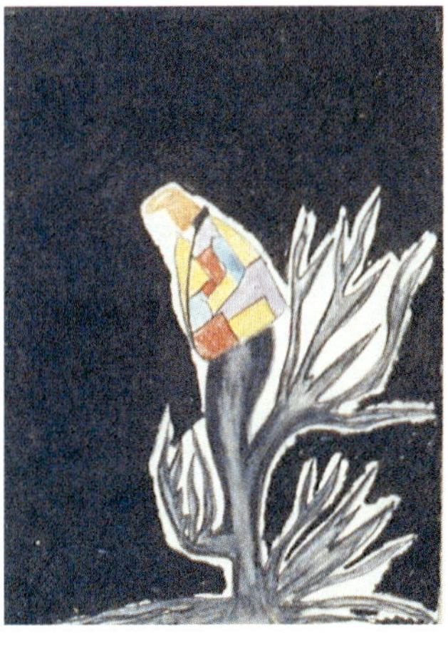

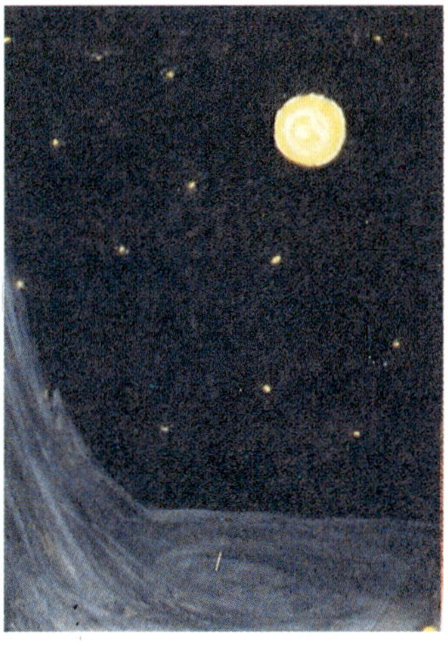

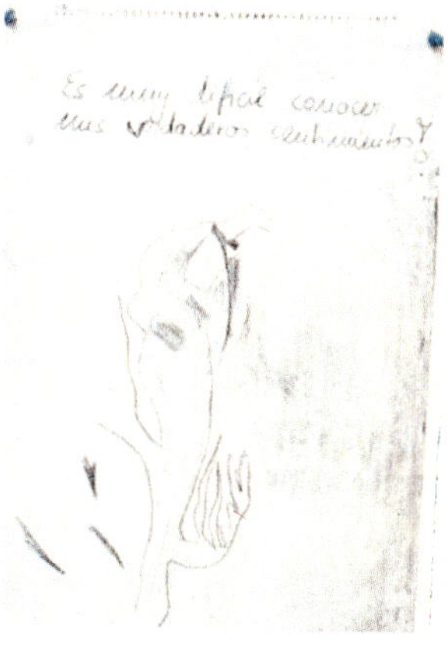

„Wieder stellt sowohl Bild 1 als auch Bild 2 das Gefühl zu Ihnen dar. Bild 1: Auch wenn es noch sehr dunkel ist, gibt es durch Sie Lichtpunkte am Himmel.

Bild 2 stellt Sie als festen Bestandteil eines Baumes dar. Sie sind die Krone. Ich empfand Sie als beständig und in sich ruhend. Ich erkannte, daß Sie mir ein Vorbild geworden sind. Sie sind mir sehr wichtig geworden, obwohl ich lange dagegen angekämpft habe, was ich mit dem Satz ‚Es ist schwer, meine wahren Gefühle zu kennen/zu wissen' extra in Spanisch auf der Rückseite des 1. Bildes ausgedrückt habe. (Damit Sie es nicht wissen.)"

Wir **begegnen** uns in einer Gestaltung – wofür die Mauer aus der letzten Sitzung die Ausgangssituation schafft.

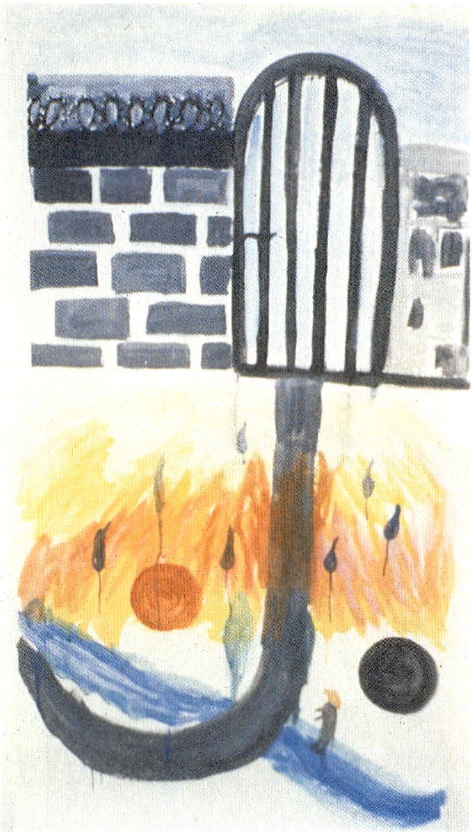

Ihr Kommentar dazu:

„Wir haben das Bild der Mauer noch einmal aufgenommen und ein gemeinsames Bild gestaltet. Es hat mir diesmal Spaß gemacht, zusammen zu malen, zu ‚versauen'. Ich habe versucht, mich daran zu orientieren, in welche Richtung Sie gehen und stellte fest, daß das nicht möglich war. Ich hatte ein Feuer gemalt, und nur Sie durften es löschen."

Sie war dieses Mal mutiger, lehnte sich an mich an, interpretierte aber auch aggressive Inhalte zu meinem Gemalten. So ließ sie den Weg verbrennen, weil sie nicht das Tor haben mochte, das ich malte. Sie ging sehr gelöst und „erwachsen" aus der Stunde.

Sie beschäftigte sich nach dieser Stunde noch eingehend mit dem Tor und stieß auf ihren Vater, und damit auf einen Teil ihrer Identität (der Vater ist Filipino-Spanier).

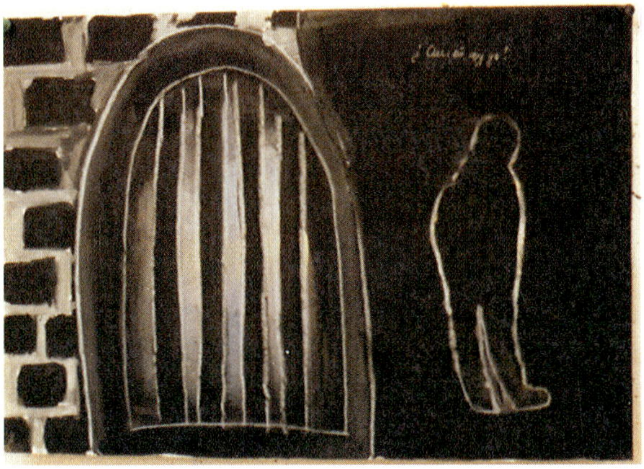

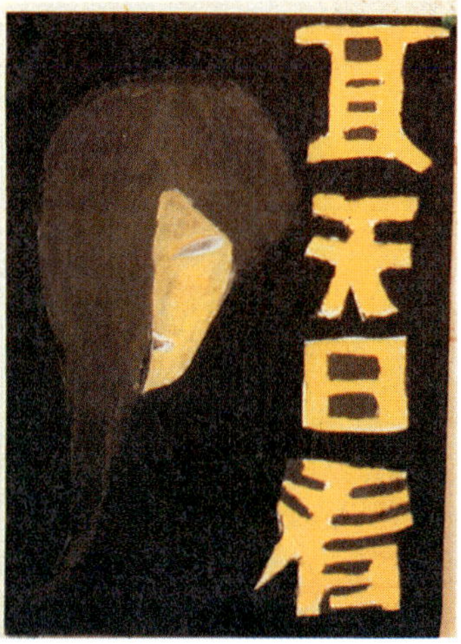

Die nächste Therapiestunde fiel wegen Krankheit von mir aus, was sie kommentierte mit:

„Ich war wie vom Donner gerührt, als ich hörte, daß Sie krank sind. An diesem Tag konnte ich die Gefühle gar nicht dazu spüren. Ich trug's mit Fassung – zunächst mal!"

Sie malte dann diese drei Bilder:

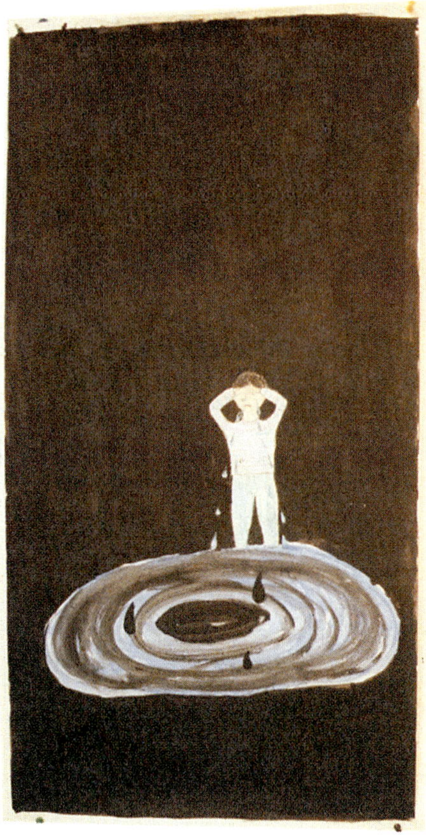
1

2

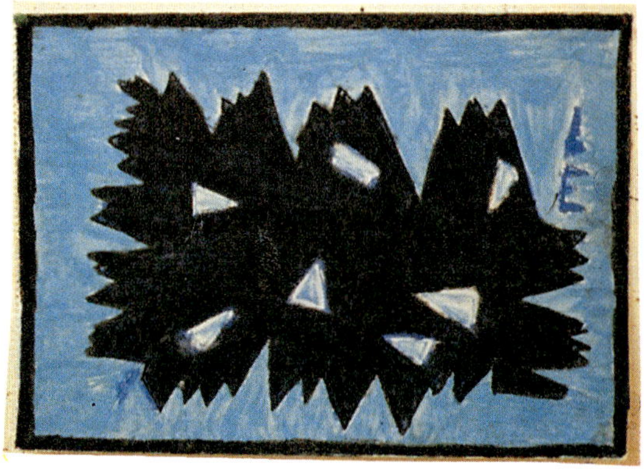
3

„Bild 1 zeigt mein Gefühl, die Traurigkeit und das Verlassensein als Reaktion auf die ausgefallene Stunde.

Gleichzeitig hatte ich (Bild 2) wieder Angst.

Bild 3: Ich hatte das Gefühl, daß etwas in mir durch die ausgefallene Stunde zerbrochen war."

In dieser Stunde konnte sie selbst den Kontakt zwischen dem Gefühl und dessen Ersatzform in Form von Hospitalisierungssymptomen (Schaukeln, Fingerlutschen, Nägelknabbern) aufnehmen. Sie verfiel den ersten Tag in diese Symptomatik, malte dann die drei Bilder und konnte für sich erleben, daß das ein Gefühl der Traurigkeit sein kann, und wie sich dieses in ihr anfühlt; sie erlebte außerdem, wie es in den Bildern für sie gebunden wurde und sie die Schaukelbewegungen aufgeben konnte. In Verbindung mit dem 3. Bild erzählt sie ausführlich von der 2. Erzieherin, die sie mit 18 Jahren aus dem Heim zu sich nahm und sie anschließend abschob, und von ihrem anschließenden Randalieren, das dazu führte, daß sie in die Psychiatrie eingeliefert wurde. Sie erlebt die Verletzung, die ihr durch die Unzuverlässigkeit der anderen und des daraus resultierenden Gefühls, in die Irre geführt zu werden, zugefügt wurde, und von da an schwor sie sich, niemals mehr Gefühle gegenüber einem Menschen zu empfinden.

Ich beziehe das Gesagte auf mich und sage, daß sie dieses Mal nicht eingebrochen ist, aber vielleicht doch auch wütend auf mich ist oder war, als ich nicht da war. Es ist eine ernste Stunde, in der sie alte Affekte und Gefühle erleben und steuern kann und so Integrationsarbeit stattfinden konnte.

In dieser Stunde sind folgende Bilder entstanden.

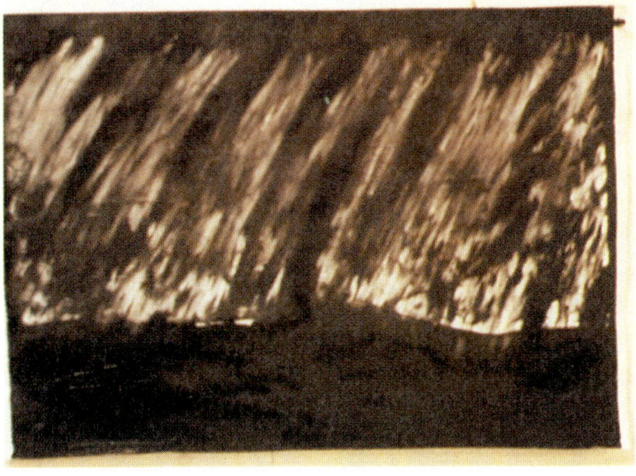

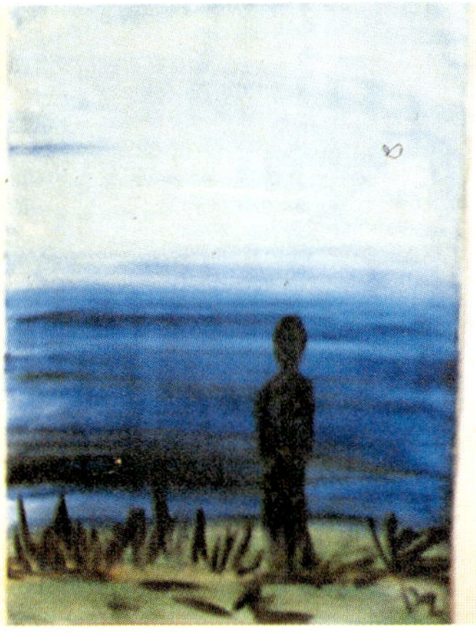

Ihr Kommentar dazu:

„Die ausgefallene Stunde war das Thema. Und die Erkenntnis, daß es Situationen gibt, die ich nicht hatte und die in der Form, wie ich sie mir wünschte, unwiderruflich vorbei sind. Mich überfiel eine große Traurigkeit, und alles verdunkelte sich schlagartig. Das Bild, das Sie begleitet haben, hat mich gerührt, weil es meine Stimmung traf und die Farben mich sehr angesprochen haben."

Zur **16. Stunde** bringt sie dieses Bild mit:

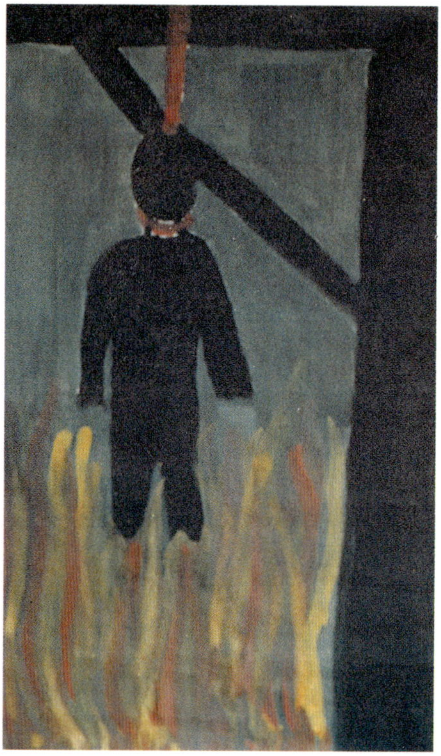

Sie erzählt, daß ihr das Erlebnis mit der Erzieherin nachginge und daß sie Wut spürte, daß das Aufhängen nicht genüge und sie sie noch anzünden müßte, und beim Malen spürte sie, wieviel Wut und Haß in ihr ist, und daß es das erste Mal gewesen sei, das so in sich zu spüren, und sie könne jetzt verstehen, was ich mit dem Drachen meinte (sie arbeitete seit drei Wochen im Werken an einem großen Drachen aus Pappmaché).

Je länger sie das Bild mit mir anschaute, desto mehr wurde ihr klar, daß sie sich aufgehängt hat. Ich spreche die Größe des Erhängten an, wir kommen auf das Kind zu sprechen, und ich sage, daß sie, wenn sie so mit Gefühlen umgeht (sie auch schwer jemanden an sich herankommen lassen kann), wenn sie sie am liebsten alle aufhängen und anzünden würde, letztlich auch immer etwas von sich umbringt. Wir können über die massive Ablehnung gegenüber dem Personal, der Mitpatientin und allen Menschen um sie herum sprechen. Das erreicht sie gut, und wir können über die Differenzierung von kindlichen und erwachsenen Wünschen sprechen und daß es darum gehe, sie unterscheiden zu lernen.

Ich verdeutliche dies auf der Bildebene und biete ihr an, eine Gestaltung zu probieren, in der sie von frühester Kindheit bis zu ihrem heutigen Alter auftaucht.

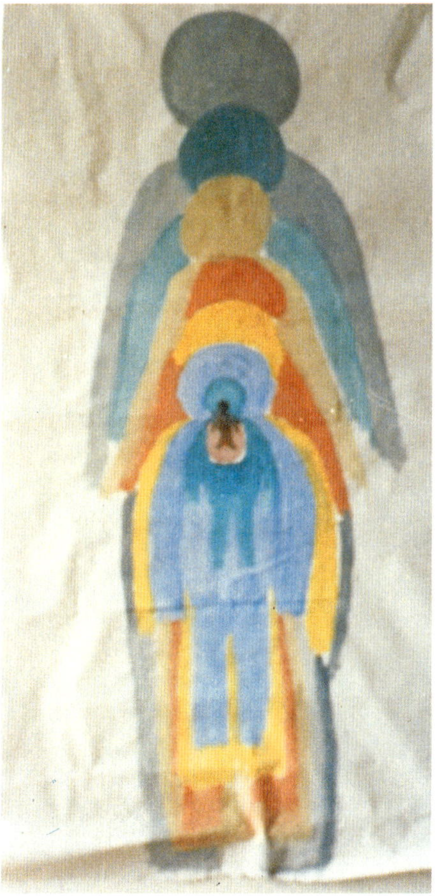

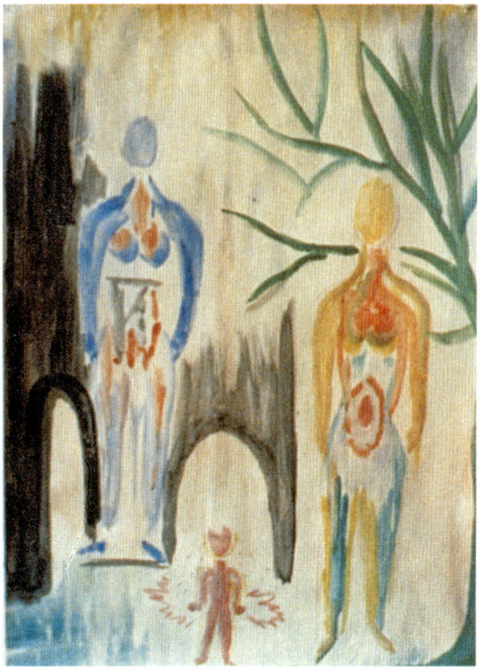

Ihr Kommentar:

„Ich hatte wieder so Aggressionen gegen das Kind in mir und hatte nun die Aufgabe, verschiedene Altersstufen in Figuren bis zum erwachsenen Ich zu integrieren. Es gelang mir nicht, und ich hatte zwischendurch in der Stunde einen absoluten Block und wußte die Aufgabenstellung nicht mehr. Was Sie gemalt haben, empfand ich als sehr zutreffend in mir dargestellt, und es stimmte."

Von dieser Stunde an nimmt sie sich dieser Aufgabe auch in den Zwischenzeiten an und malt Stunden daran, bis sie in die letzte Stunde den vollendeten Bildzyklus mitbringt (Integrationsbild).

In der **17. Stunde** entstanden Bilder zur bevorstehenden Entlassung. Sie war sehr frustriert über ihr Bild, stieß auf das Gefühl der Abhängigkeit; zu meinem Bild sagte sie:

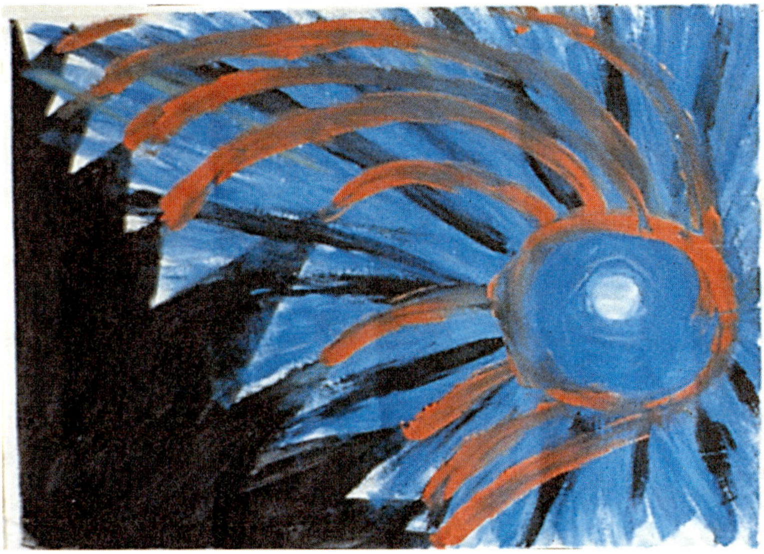

Pat.

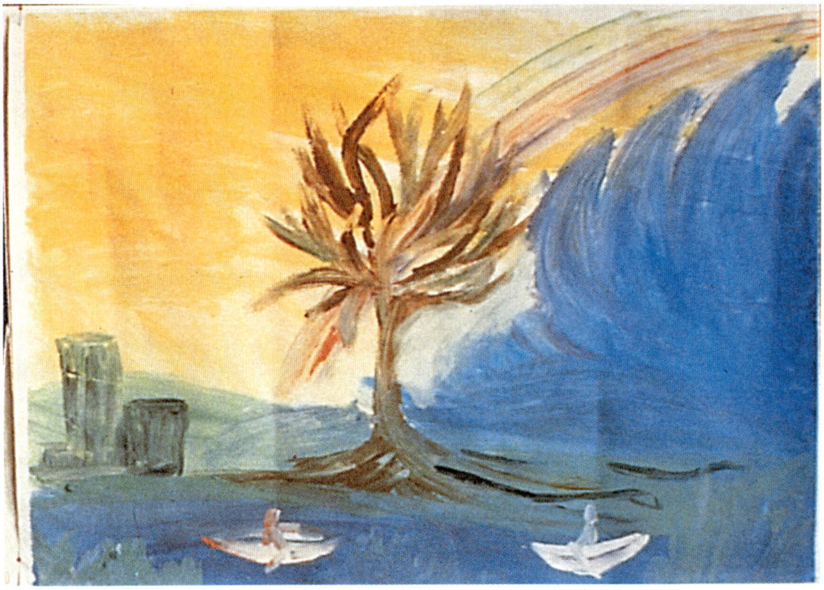

Th.

„Was Sie malten, hat mir von den Farben und der Idee mit den Booten gut gefallen. Allerdings war ich doch sehr traurig über die Tatsache, daß jede ihr Boot selbst bewegen muß (aber man sich bewegen kann). Ich weiß schon, das ist nun mal die Realität!"

18. Stunde: „Sie waren krank und ich hab's überlebt!“

19. Stunde: Drei mitgebrachte Bilder:

1

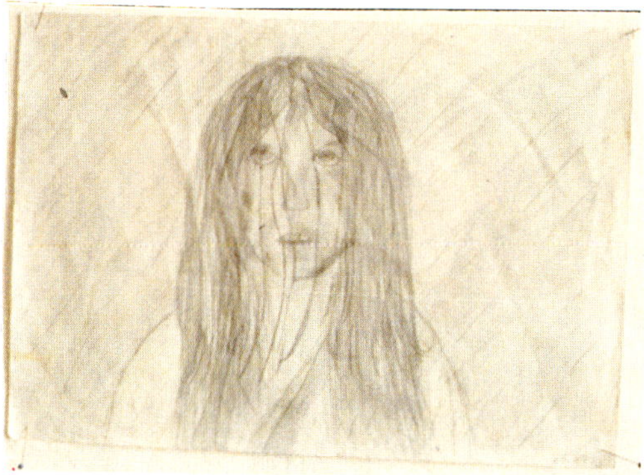

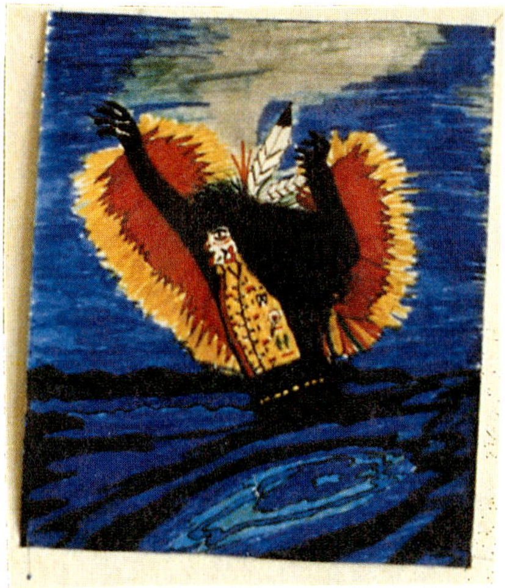

2

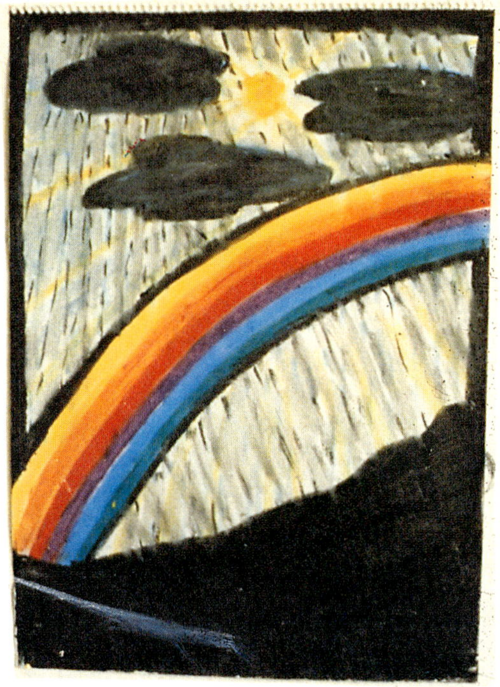

3

In der Auseinandersetzung mit dem Integrationsbild stieß sie auf sich, wie sie sich in ihrer Drogen- und Trebegängerzeit erlebte.

Sie sagt dazu:

„Nachdem ich in Versuchung war, einen Rückfall zu bauen, kam mir das Bild, wie ich aussah und mich fühlte, als ich noch getrunken habe. Es hat in mir viele Erinnerungen wachgerufen, aber auch ein klares Gefühl dafür, daß ich das nicht mehr will."

Das 2. Bild ist bei ihr zu Hause entstanden (es war ihr erster Nachturlaub).

Bild 3: „Ich habe noch mal das Thema der 17. Stunde aufgegriffen. Als ich dieses Bild fertiggestellt habe, kamen mir Parallelen zur Gestaltung: Oft hat es geregnet und manchmal auch die Sonne geschienen. Manchmal war sogar beides, und ich habe den Regenbogen gesehen. Durch die Gestaltung habe ich die Welt der Farben entdeckt. Die Welt ist nicht schwarz oder weiß. Sie ist bunt und hat viele Zwischentöne.

Nach diesem Bild habe ich empfunden, daß Sie mir einen Regenbogen geschenkt haben, den ich mitnehmen und auf den ich auch in ‚grauen Zeiten' aufpassen will. Für all das, was ich mit und durch Sie erfahren habe, sind Worte zu wenig, um auszudrücken, was es mir bedeutet."

Sie wünscht sich dann in der Sitzung, daß ich mich und sie male, und sie das gleiche Motiv.

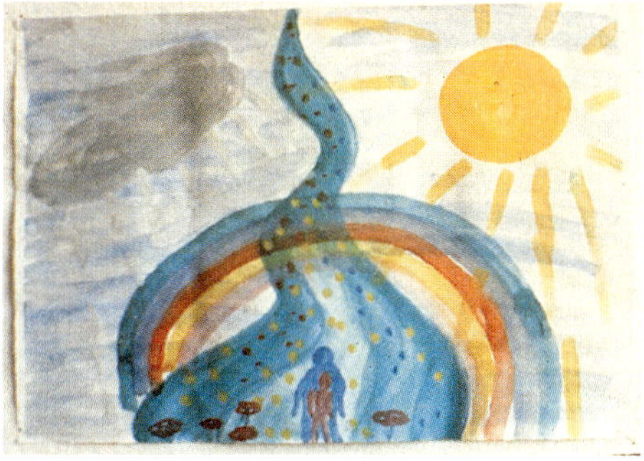

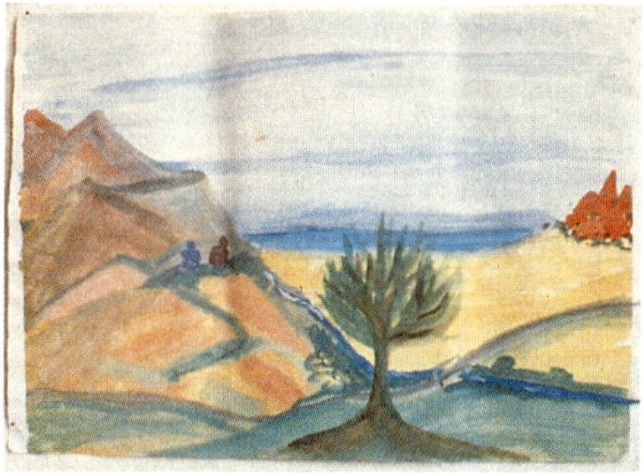

Zu ihrem Bild fiel ihr eine Szene aus der „Unendlichen Geschichte" ein, in der ein kleiner Junge zu einer alten Frau hinterm Rosenbusch ins Haus kommt und diese zu ihm sagt: „Du kannst so lange bleiben, bis du deinen Willen gefunden hast." Er aß von den Früchten und genoß alles, bis er eines Tages merkte, daß er zu seinen Freunden will und die Früchte nicht mehr so süß schmecken. Daraufhin sagte die alte Frau, „dies ist der Zeitpunkt, wo du deinen Willen gefunden hast", und er ging, alle Rosen waren verblüht, und es war Winter.

Sie erzählt von Situationen, die sie jetzt anders bewältigen könne, daß sie nicht mehr ins Schaukeln verfalle und daß sie die Traurigkeit nun besser aushalte. Sie verriet mir ihre Verbotsüberschreitungen, daß sie ab und zu mein Fahrrad nahm, hin und her fuhr und das Gefühl hatte, mit diesem Fahrrad könne sie bis ans Ende der Welt fahren. Sie sei die Große geworden, und ich sei in ihr die Kleine, sie finde ihr Bild nicht schön, aber optimistisch. Ihr fiel auf, daß sie ohne Schwarz gemalt hat. Mein Bild hat sie an die 4. Sitzung erinnert.

Sie schenkt mir am Ende der Sitzung den „Kleinen Prinzen" mit der Stelle vom Fuchs, der zum Prinzen sagt: „Du mußt mich erst zähmen", und meint, daß wir den Drachen gezähmt hätten, der ihr so viel Angst machte.

20. Sitzung:

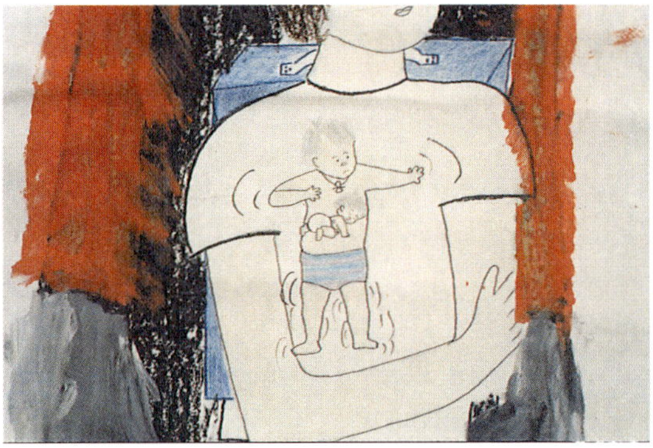

Wie ich schon erwähnte, setzte sie sich nach der 16. Sitzung auch außerhalb der Gestaltungstherapiestunde mit der damaligen „Aufgabe" auseinander, die immer weniger Aufgabe wurde und sich statt dessen zu ihrem eigenen Anliegen entwickelte.

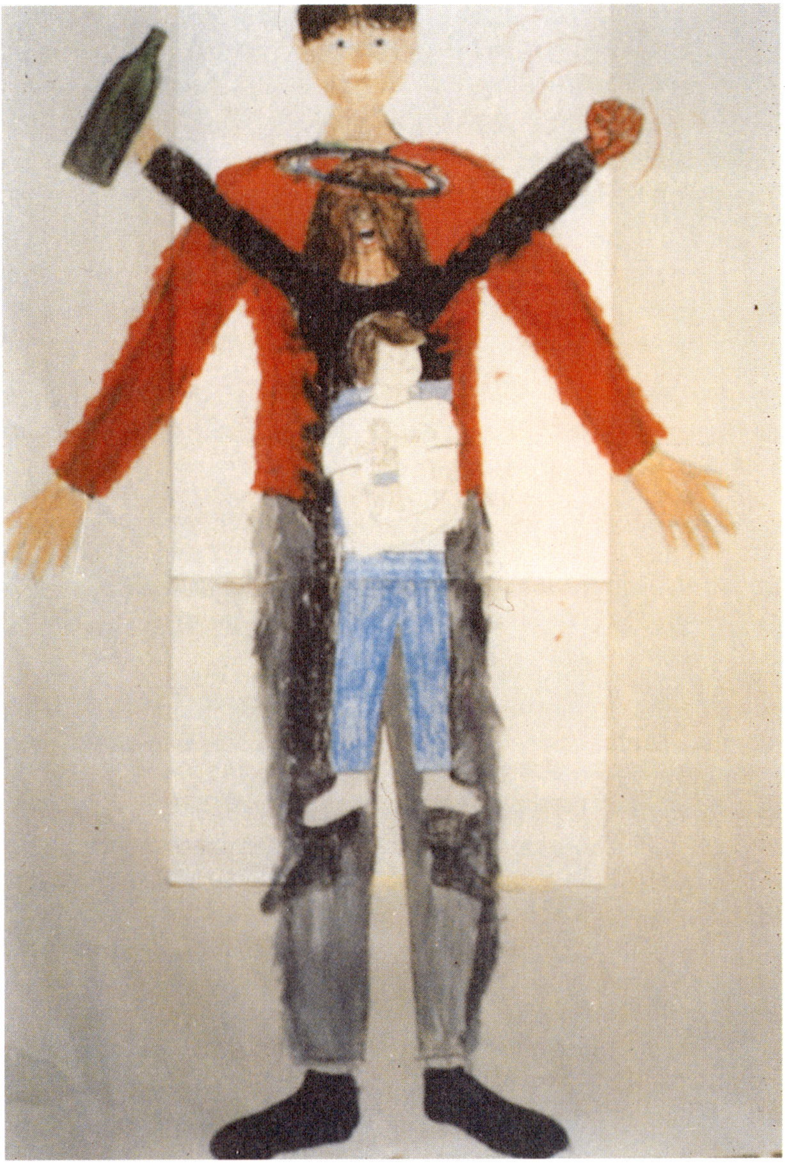

Sie sagte dazu:

„Mein ‚Lebenswerk' war fertig, und wir sprachen darüber. Es hat mich viel Energie gekostet, es zu Ende zu bringen, und ich bin froh, daß ich es bis zum Ende durchgehalten habe. Es war nicht ohne Konflikt zwischen Ihnen und mir, daß dieses Bild entstand, aber ich empfinde es als einen wichtigen Teil unserer gemeinsamen Arbeit und als Abschlußbild."

Ging es bis zur 12. Stunde hauptsächlich um die verinnerlichte Objekterfahrung, die ich auf der Bildebene auch zu spüren bekomme, und die in der Übertragung auftauchende Enttäuschungswut, die sie mit einer Grenzziehung bewältigt, die im Bild beschwerlich, aber nicht gefährlich ist (die Mauer).

Die Projektion der Gefährlichkeit konnte in der Phantasie ausgedrückt werden, ohne daß sie Handlungsimpulsen unterlag. Sie malte die Mauer, sagte aber, sie hätte mich auf sie schießend erlebt, und es wurde ihr nach einiger Zeit deutlicher, daß sie in der Phantasie auf mich geschossen hatte.

Eine deutliche Ich-Leistung, wenn wir an Mahler denken, die beschreibt, daß es diese „Phantasien" sind, die die Kinder zurückrasen lassen, in der Versicherung, daß sie der Mutter nichts Böses taten.

Ein Verinnerlichungsprozeß begann in neuer Weise – nicht mehr die Sonne (das Licht), sondern die Sterne, und ich als Baummensch würden ihr in Zeiten zur Verfügung stehen, in denen sie um Objektkonstanz ringt. Das Weibliche in Form des Mondes ist nicht zu unterschätzen!

Sie setzt sich in Form des Tores mit ihrer Identität auseinander. Der Vater als Halbasiate beschäftigt sie in seiner Unmännlichkeit, da er die sexuellen Seiten nicht lebt. Trennungsbilder tauchen auf und werden hilfreich erlebt in der Trennungserfahrung. Trauer und Wut synthetisieren sich in der Angst, die in der Horizontalbildung von uns beiden erfaßt wird. Es geht um die introjizierten Mütter-/Frauenerfahrungen, bei deren Vernichtungswünschen sie darauf stößt, daß auch sie selbst ihr inneres Kind in Gefahr bringt. Es ist das libidinöse Kind-Ich, das sich einerseits in ewig gierigem Nachholbedarf zeigt und andererseits auch die Kraft des Neubeginns in sich hat.

Ich versuche, auf der Bildebene diesen Komplex zu verdeutlichen, und sie müht sich mit der Integration von Kindsein und Erwachsensein ab, was ich ihr gestalterisch zur Aufgabe stelle. Die Zweiheit als Polerfahrung verdeutlicht ihr in der Erfahrung mit dem Bild ihr Abhängigkeitsstreben, was sie mutig angeht, indem sie sich groß gestaltet und mich als dazugewonnenes Introjekt in ihre Mitte nimmt.

Soweit der Ablösungsprozeß. Beim Identitätsprozeß stößt sie auf ihre Alkoholproblematik als Zwölfjährige und durchlebt sie nochmals und bewältigt sie und fühlt sich durch diese Erfahrung gestärkt. Von der Bearbeitung her tritt damit die reale Mutter (eine Alkoholikerin, die die Patientin nur einmal sah) ins Auseinandersetzungsfeld, das in einer zukünftigen ambulanten Therapie ansteht. Hier in der stationären Therapie ging es darum, den abgespaltenen „kindlichen" Teil mit allen dazugehörigen Gefühlen kennenzulernen.

Für diesen Prozeß war es Voraussetzung, daß sie es schafft, mit der archaischen Aggression vor allem bildnerisch in Kontakt zu kommen, diese in einer Beziehung zu erleben und zu erfahren, daß der Ambivalenzkonflikt zu lösen ist, indem das antilibidinöse Ich als sinnvoll erlebt wurde. Erst wenn die Verwirklichung des antilibidinösen Ich und dessen Berechtigung als sinnvoll erkannt wird, kann sich ein gesundes Selbstwertgefühl entwickeln.

Über Identifizierungen entwickelte die Patientin mehr Identitätsgefühl und gewann insgesamt mehr Ich-Stärke, was mit zunehmender Bewegungsfreiheit einherging – sie fuhr wieder Bus und nahm Kontakt mit ihrer Arbeitsstelle auf.

Zum Schluß möchte ich noch die Verbindung zum Thema „Worte können nicht der Bilder Seele malen" herstellen. Christa Wolf beschreibt in ihrem Buch „Kein Ort. Nirgends" die Begegnung zwischen Kleist und dem Hofrat, der Arzt ist. Folgend eine Abhandlung zwischen Kleist und dem Hofrat:

„Denn er bemerkte es wohl, wie der Hofrat ihm seine eigenen Sätze, mit denen er fürchterlich genau seinen Zustand beschrieb, zu einem Seil knüpfte, an dem er ihn Stück um Stück aus der Gefahr zog. Ein Bild, das man wörtlich nehmen muß. Kleist fühlte sich, als er, von Frankreich kommend, in Mainz zusammenbrach, zerschmettert am Boden eines Schachtes, und jeder war ihm unerträglich, der dies Gefühl nicht mit ihm teilte; auch der Arzt, dem Gemütsruhe und Gesundheit ins Gesicht geschrieben standen. Vernunft, Mäßigung, Ökonomie der Kräfte – ja und nochmals ja! Wie soll der Gesunde den Kranken verstehen? Der Hofrat hielt seine Ermahnungen zurück, um den Patienten nicht zu reizen. Der beruhigte sich etwas – merkwürdiger Mensch –, als er den Vergleich gefunden hatte, der sein Befinden am deutlichsten umschrieb: Er sei in ein Mühlwerk gefallen, das ihm jeden seiner Knochen einzeln zerbreche und ihn zugleich zerreiße.

Kein Zweifel: Der Mann litt. Der Arzt sah ihn sich krümmen, er hörte ihn stöhnen wie auf der Folter. Kleist erinnert sich, daß der Schmerz ihm Geständnisse erpreßt hat, Versuche, den Schmerz zu beschreiben. Das erträgt kein Mensch lange, Doktor. Einmal muß es nachlassen oder mich töten.

Kleist weiß zudem, daß Worte die Seele nicht malen können, und glaubt, niemals mehr schreiben zu können."

Ich denke, daß es in der Gestaltungstherapie speziell um diesen Aspekt geht. „Und jeder war ihm unerträglich, der das Gefühl nicht mit ihm teilte" – daß das Bild/die Gestaltung der Begegnungsraum und Verstehensraum ist, in den man sich hineinbegibt und durch die Kreativität des Patienten und des Gestaltungstherapeuten zum Entstehens- und Bewältigungsort des Schmerzes vordringt und sich dessen Ausdruck teilt.

LITERATURVERZEICHNIS

Asper, Kathrin
Verlassenheit und Selbstentfremdung
Walter-Verlag 1987
Eschenbach, Ursula (Hrsg.)
Das Symbol im therapeutischen Prozeß bei Kindern und Jugendlichen
Bonz Verlag 1978
Mahler, Margaret S.
Symbiose und Individuation
Klett-Cotta 1979, 2. Auflage
Minden, Gerald von
Der Bruchstückmensch
Ernst Reinhardt Verlag 1988
Neumann, Erich
Die große Mutter
Walter-Verlag, 6. Auflage 1983
Rudolf, Gerd
Krankheiten im Grenzbereich von Neurose und Psychose
Deutscher Studien Verlag 1987
Volkan, Vamik D.
Psychoanalyse der frühen Objektbeziehungen
Klett-Cotta 1978
Wolf, Christa
Kein Ort. Nirgends
Luchterhand Verlag 1981

2 Gestaltungstherapie/klin. Kunsttherapie bei Kindern

2.1 Theoretischer Hintergrund und gestaltungstherapeutischer Ansatz

Als Vorüberlegung zur Therapie mit bildnerischen Mitteln skizziere ich kurz die Ich-Entwicklung in der frühen Kindheit. Dabei sind die Ausführungen der Ich-Psychologen (Winnicott, Mahler, Balint und in der Zusammenfassung Gerald von Minden) und die analytische Psychologie von C. G. Jung der theoretische Hintergrund meiner Arbeit als Gestaltungstherapeutin.

Auf Grundlage dieser Theorien bildet sich meine Betrachtungsweise und der Umgang mit den Störungen und Auffälligkeiten des kindlichen Verhaltens heraus.

Zuerst möchte ich Gerald von Minden aus seinem Buch „Der Bruchstückmensch" zitieren, der das Wesentliche der kindlichen Ich-Entwicklung zusammengefaßt hat: „Ein Kind wächst in dem Beziehungsgeflecht einer Mutter/Kind‚objekt'beziehung auf. Das kindliche Ich bildet sich in der Spiegelung und Auseinandersetzung mit den für seine Entwicklung wichtigen Bezugspersonen. Eine förderliche Ich-Ausbildung benötigt eine einigermaßen verläßliche Objektkonstanz; die innerpsychischen Bilder (‚Objekte') dieser entwicklungswichtigen Bezugspersonen sind wesentliche Bausteine, aus denen der ‚Stoff' der psychischen Struktur zusammengesetzt ist." Ergänzend möchte ich hinzufügen, daß die Erfahrung der frühen Objektbeziehung auch die Form bzw. den Verlauf der allgemeinen Triebentwicklung bestimmt – der oralen, analen und ödipalen Triebstruktur.

C. G. Jung benutzte den Begriff der geglückten „Dual-Union" von Mutter/Kind, in der sich das Ich des Kindes – fußend auf dem Selbst – manifestieren kann.

Welche Bedeutung wiederum das freie Zeichnen und Malen der Kinder für eine psychische Integrationsarbeit der vorher erlebten Entwicklungsstufen hat, beschreibt Fr. Bachmann recht eindrücklich in ihrem Buch „Malen als Lebensspur". Anhand vorgewiesenen Bildmaterials legt sie dar, wie Kinder ab dem dritten Lebensjahr – einem Alter, in dem sie das Wort ICH benutzen – noch einmal durch ihre Mal- und Zeichenentwicklung die psychische Geburt bildlich darstellen und damit nachvollziehen.

Nun sind die Kinder, die zu mir kommen, umfassend gestört in der seelischen, geistigen und körperlichen Entwicklung. Sie weisen aufgrund einer oft lückenhaften oder ungenügenden frühen „Objekt"erfahrung Mängel in ihrer seelisch/geistigen Entwicklung auf, vornehmlich der Ich-Entwicklung. Dieses führt zu einer Reihe von Symptombildungen und Verhaltensauffälligkeiten, die dann als Überweisungsgrund für eine Behandlung gelten.

Das am häufigsten genannte Symptom ist eine Sprachentwicklungsverzögerung, welche bei fast allen von mir behandelten Kindern vorliegt.

Die Sprache wird benötigt, um in eine Beziehung zum Du/Gegenüber zu treten, sie ist ein Zeichen der bewußten Kommunikation. Über den Dialog und in einer vertrauensvollen Beziehung zu den früheren Bezugspersonen bildet sich die Fähigkeit zum sprachlichen Ausdruck heraus. Eine vollzogene Sprachentwicklung ist ein Zeichen einer geglückten Ich-Entwicklung – gilt die Sprache doch als eine Fähigkeit des Ichs. Da bei den von mir behandelten Kindern häufig keine funktionellen Sprachstörungen vorliegen, die unter Umständen mit logopädischen oder sprachtherapeutischen Therapien zu behandeln sind, liegt die Vermutung nahe, daß eine lückenhafte Ich-Entwicklung die Ursache ist.

Als weiterer Faktor kommt hinzu, daß zu mir auch Kinder kommen, die in ihren Familien eine andere Sprache sprechen als ihr Umfeld: türkisch, kurdisch, serbokroatisch etc. Für diese Kinder ist es besonders schwer, neben den teilweise individuellen innerpsychischen Defiziten noch zwei Sprachbilder zu vereinen: nämlich die der deutschen Sprache und ihrer Muttersprache. Ich beobachte oft eine ausgeprägte Sprachlosigkeit der ausländischen Kinder, welche in eine verminderte Ausdrucksfähigkeit und in Lernstörungen mündet. Die Ausdrucksfähigkeit, sei es in der Sprache oder im schöpferischen Tun, ist jedoch ein wesentlicher Bestandteil seelischer Gesundheit.

Bei den meisten von mir behandelten Kindern ist eine Beziehungsstörung der ursächliche Konflikt ihrer Symptomatik. Demzufolge vollzieht sich Heilung nur im Wachstum einer vertrauensvollen Beziehung. In einer therapeutischen Beziehung kann im Sinne einer Nachentwicklung eine Atmosphäre der Dual-Union von Mutter und Kind wiederhergestellt werden. Die Erfahrungen haben gezeigt, daß die Kinder diesem Raum nutzen, um ihre im Symptom verschlüsselten Konflikte symbolisch auszudrücken.

Gelingt es dem Kind, in Beziehung zu mir seine frühkindlichen Konflikte zu symbolisieren, und gelingt es mir, darauf zu antworten, entwickelt sich eine Kommunikation. Diesen Dialog und die Erfahrung, sich verständlich zu machen, betrachte ich als Antriebskraft der weiteren Entwicklung: das Kind kommt mit seiner Geschichte und kann sie darstellen – ich hole es ab, dort wo es steht. Es entsteht eine Beziehung, und ich begleite das Kind einen Teil seines Lebensweges.

Meine Aufgabe als Therapeutin würde ich eher als eine Arbeit an der Ich-Entwicklung und der Selbstwerdung bezeichnen. Kinder benötigen dabei oft eine handelnde Unterstützung der Therapeutin im Sinne einer Selbsterweiterung und Ich-Entwicklung fürs Kind. Auch sind die Abwehrstrukturen bei Kindern nicht so ausgeprägt wie beim Erwachsenen – im Gegenteil: finden sie eine ihnen gemäße Ausdrucksform, legen sie oft ihre gesamte psychische Welt mit ihren Fehlentwicklungen und Lücken dar. Um zu einer nötigen Kommunikation zu gelangen, liegt es nahe, den Kindern gerade bei einer gestörten sprachlichen Mitteilungsfähigkeit in einem geschützten Beziehungsraum eine andere Ausdrucksform anzubieten – eben die der Gestaltung und des schöpferischen Tuns.

Da Kinder auch nichtmaterialisiert gestalten (z. B. im Rollenspiel), möchte ich beschreiben, wie besonders die Methode der Gestaltungstherapie sich das Sichtbarmachen der inneren Befindlichkeit über Bilder und Plastiken zunutze machen kann – und damit Heilungsprozesse für die nötige Nachentwicklung in Gang bringt.

Ein Bild (eine Plastik) entsteht immer als sichtbares Drittes aus der Beziehung Therapeut und Kind. Der dritte Bereich ist nach Winnicott der Bereich der Phantasie, und er nennt ihn den intermediären Raum. Dieser Raum spielt in der seelischen Entwicklung der Kinder für die Ich-Werdung, der Symbolbildung und der Ablösung aus der Symbiose mit der Mutter eine große Rolle. Winnicott benannte diesen Raum als Bereich der Übergangsobjekte, deren Bildung nötig ist für den symbolischen Übergang von der Mutter zum Selbst. Der Teddybär oder die Kuscheldecke gelten als typische Repräsentanten der „Übergangsobjekte", welche die Mutter, aber auch das Selbst repräsentieren. Ein gestaltetes Bild kann somit ein Übergangsobjekt sein. Ebenso kann ein in der Therapie entstandenes Bild durch seine Präsenz nicht gleich übergangen werden. Es bietet sich damit die Möglichkeit der Reflexion und des Nacherlebens: vergangen Erlebtes kann dargestellt und emotional hervorgeholt werden. Es ist somit Gegenwart, wobei Erhaltenswertes bewahrt und verdichtet werden kann. Ein Bild bietet aber auch die Möglichkeit der Zerstörung im Sinne eines notwendigen Trennungsvorgangs und als Ausdruck der entstandenen Gefühle und Affekte.

Ein Bild kann nach dem Gestalten weggelegt und zu einem späteren Zeitpunkt wieder hervorgeholt werden. Gerade bei Kindern, denen eine nötige Objektkonstanz fehlt, kann das Hervorholen und Weiterentwickeln bzw. Nacherleben ehemals gemalter Bilder sehr wichtig sein.

Weiterhin ist das Gestalten ein kreativer Akt. Kreativität ist nach C. G. Jung die Kraft, welche die Persönlichkeit zur Entfaltung treibt. Dadurch birgt sie den Wandlungsaspekt in sich, der nötig ist für einen Individuationsprozeß.

Kinder reflektieren nach dem Entstehen der Gestaltung kaum verbal über das Produkt. Ihr Handeln ist direkt, spontan und erlebnisorientiert. Für mich als Gestaltungstherapeutin bedeutet dies neben dem prozeßorientierten Arbeiten, daß nötige Interventionen oder Mitteilungen während des Gestaltens stattfinden. Handpuppen- oder Rollenspiele bieten dabei die Möglichkeit der Ergänzung, der Vertiefung und der Identifizierung mit dem vorher Erlebten. Zudem zeigen sie auch die momentane Befindlichkeit und die Möglichkeit der Verarbeitung auf. In der Gestaltungstherapie komme ich jedoch auf das durch die Gestaltung entstandene dritte Objekt aus unserer Beziehung zurück und lasse davon meine Handlungsweise als Therapeutin leiten.

Die Gestaltungstherapie/klin. Kunsttherapie mit Kindern und Jugendlichen erweist sich gerade dort als sinnvoll, wo das klassische psychotherapeutische Setting (Mitarbeit der Eltern bei tragfähigen Familienstrukturen) nicht mehr greift. Ich arbeite mit Kindern, die teilweise eine psychotherapeutische Behandlung benötigen, die familiäre Situation jedoch dem Setting nicht standhalten würde.

Um meine praktisch-methodische Vorgehensweise deutlicher zu machen, folgt jetzt ein Fallbeispiel einer Therapie mit einem achtjährigen Jungen. Dabei geht es mir eher um das Aufzeigen der Methodik als um die Beschreibung des vollständigen Prozesses im Therapieverlauf. Dieses würde über den Rahmen des Artikels hinausgehen, zumal zu der Einzeltherapie noch eine umfassende Tätigkeit im Umfeld und in der Familie des Kindes hinzukam.

2.2 Das Bild als Wunderland des schöpferischen Ausdrucks

Darstellung der Methode anhand einer ambulanten Kindergestaltungstherapie

Zum Schutze des Kindes und der Familie möchte ich nur die anamnestischen Daten geben, die zum Verständnis der beschriebenen Therapiestunden wichtig sind.

Tobias war 7,10 Jahre alt, als er das erste Mal in Begleitung seiner Mutter in unsere Einrichtung kam. Der Überweisungsgrund wurde von einer Beratungsstelle mit sozialen Auffälligkeiten (Schulschwierigkeiten, Lernstörungen) und einer Sprachentwicklungsverzögerung angegeben. Von seinem Umfeld (Elternhaus, Schule, Hort) wurde er als zurückhaltendes Kind beschrieben, das bei Konflikten zu aggressiven Affektdurchbrüchen neigte. Im Schulunterricht stand Tobias öfters ohne äußeren Anlaß auf und verließ dann wortlos das Schulgebäude.

Tobias hat noch einen jüngeren Bruder (–2,2 Jahre); seine Eltern trennten sich, als er 5,6 Jahre alt war. Die Kinder blieben bei der Mutter, zum Vater bestand nur sporadischer Kontakt. Zum Zeitpunkt des Therapiebeginns wohnte noch der neue Lebenspartner der Mutter mit in der gemeinsamen Wohnung.

Auf mich wirkte Tobias scheu, doch durchaus selbständig und selbstbewußt. Er setzte sich sofort an den Tisch und formulierte für sich den Wunsch „essen“.

Schon beim Erstkontakt spürte ich eine vorhandene emotionale Bindung zwischen der Mutter und dem Kind, die jedoch ihre Grenze in der äußeren Versorgung erfuhr. Trotz der Absprache, daß die Mutter Tobias am Anfang der Therapie bringt und abholt, kam das Kind alleine, frierend, hungrig und durchnäßt (es war Winter). Ich vermutete aufgrund meines Eindrucks von der Mutter eine starke Alkoholproblematik, was sich später auch bestätigte.

2.2.1 Das Initialbild

Die ersten gestalteten Bilder oder Spielszenen am Anfang der Therapie werden im allgemeinen als Initialbilder bezeichnet. Nach Ursula Eschenbach aus dem Buch „Das Symbol im therapeutischen Prozeß bei Kindern und Jugendlichen“ wird „... gerade beim Kind ... im Initialraum der ganze psychische Kosmos mit seinen archetypisch potentiell vorhandenen Möglichkeiten sichtbar“. Weiter heißt es, daß dieses Sichtbarwerden als Initialgeschehen bezeichnet wird: „... oft unter Einbeziehung einer Selbstsymbolik und erste Hinweise auf die individuelle Prozeßdynamik des individuellen Behandlungsplanes“.

Tobias wählte in der 1. Sitzung aus den offen daliegenden Materialien Ölkreide und verdunkelte während des Gestaltungsprozesses den Raum. Die Bilder entstanden im Schein einer Taschenlampe.

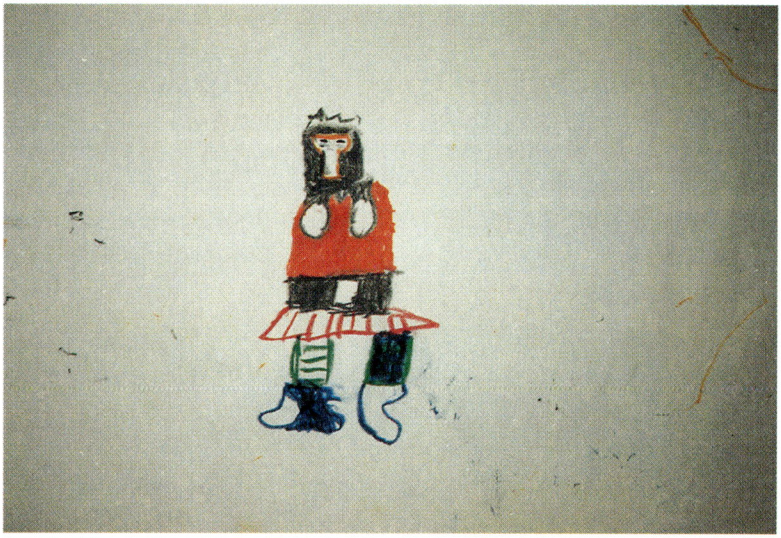

Beim Zeichnen orientierte er sich, auch farblich, an einer vor ihm liegenden „guten Spielfigur“ aus der „Master-Serie“, aus der während des Gestaltens eine „Prinzessin“ wurde. Auf die Gürtelschnalle bzw. in den Bauch der Prinzessin sollte unbedingt noch ein Totenkopf hineingemalt werden – er mißtraute dann aber doch seinen zeichnerischen Fähigkeiten und ließ davon ab.

Seine erste gestalterische Handlung war somit das Abmalen bzw. Reproduzieren einer vorhandenen Figur. Er benötigte eine Vorlage, um etwas zeichnerisch ausdrücken zu können. Aus dem guten Objekt der Master-Spielreihe wird während des Gestaltens eine Frau, die auf wackligen Beinen steht. Sie hat keine Arme und Hände und ist damit handlungsunfähig. Die Brüste und der Bauch (Gürtelschnalle) sind leer. Es fand im Prozeß der Gestaltung eine Wandlung von Gut in Böse statt.

Tobias hat meinem Empfinden nach den negativen Mutteraspekt dargestellt; die Frau auf dem Bild kann kein Kind halten, geschweige denn nähren. Ein Kind von ihr müßte verhungern. Obwohl Tobias sich nicht zutraute, bewußt einen Totenkopf in die Gürtelschnalle zu zeichnen, stellte er ihn doch unbewußt dar: der gesamte Brust-/Bauchbereich der „Prinzessin“ mutet wie ein großer Totenschädel an.

Tobias’ erstes Bild zeigt auch etwas Nichtreproduziertes auf: die Sonne rechts oben in der Ecke des Blattes. Nur ein Viertel der Sonne ist ausschnitthaft dargestellt. Die Gesichtsform ist angedeutet, doch die wärmenden Strahlen selbst fehlen. Die Sonne gilt in der Symbolik als ein männliches, aber auch als Selbstsymbol. In der Realität ist Tobias' Vater kein verläßlicher Partner für ihn. Er entzieht Tobias damit die Möglichkeit, sich positiv mit ihm zu identifizieren – im Sinne der männlichen Identifikation.

Parallel zu seinem Bild entstand nach Tobias' Aufforderung eine Zeichnung von mir.

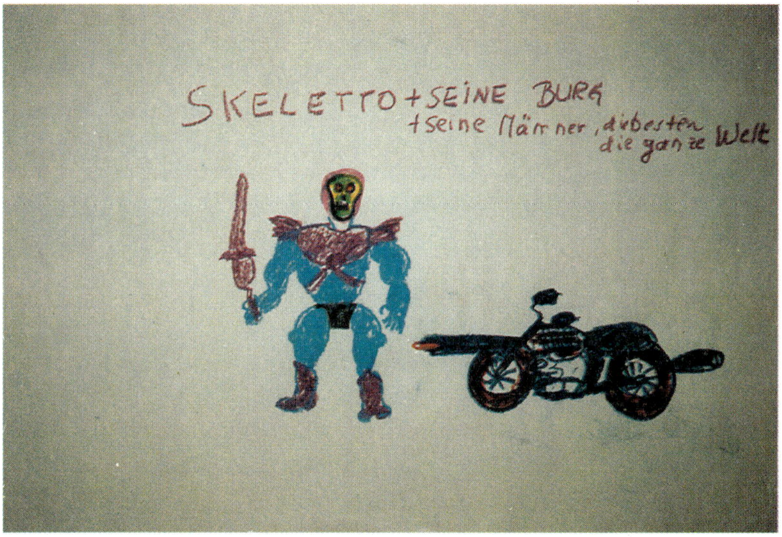

Zuerst beschriftete ich das Bild nach seinen Worten und zeichnete dann nach seiner detaillierten verbalen Anweisung die ebenfalls vor mir liegende „böse“ Spielfigur „Skelleto“. Das dazugehörige Motorrad beschrieb er – wir besaßen keines im Spielsortiment. Die Kanone des Motorrades als Lampenersatz war ihm anfangs zu klein – heftig gab er mir den Auftrag, sie „noch größer, noch größer“ zu zeichnen.

Durch diesen Akt des dirigierten Mitgestaltens spaltete Tobias seine aggressiven, doch männlich potenten Anteile im Gestaltungsprozeß ab und projizierte sie auf mich. Die angstmachende Figur auf meinem Bild ist wehrhaft, hat „Männer“, eine Burg und ein Fahrzeug, um sich fortzubewegen. Das Motorrad besitzt statt der Lampe eine phallusartige Kanone.

Als drittes Produkt aus der ersten Sitzung entstand etwas Gemeinsames zwischen Tobias und mir. Ich bot einen niedergeschriebenen Vertrag an, der die Spielregeln der Therapie beinhaltete: die Zeiten, unsere Namen und, daß er bei auftretenden Konflikten versucht, im Raum zu bleiben. Als Unterschrift sollte ein Abdruck unserer Finger in Kerzenwachs dienen. Wenn auch etwas skeptisch, faltete Tobias diesen Vertrag zusammen und zog darauf gedankenverloren einen Kreis aus Wachs von einer brennenden Kerze. In den Kreis kamen noch zwei Tropfen, in die jeweils er und ich unsere Fingerabdrücke setzten.

Indem ich diesen Vertrag anbot, gab ich eine Strukturierungshilfe für den Beginn der Therapie, eine Hilfe im väterlich/geistigen Sinne. Auf dieser Basis konnte Tobias seine symbiotischen Wünsche deutlich machen: die Zweiheit (unsere Fingerabdrücke) befindet sich im Schutzraum des Kreises aus Wachs.

Beim Betrachten der Initialbilder kann ich mir zusammenfassend sehr gut vorstellen, daß Tobias in seiner frühen Entwicklung einen Mangel im „getragen und genährt werden“ erfahren hat. Zudem fehlt noch sein Vater als z. B. ausgleichende oder führungsgebende dritte Person in der Familie. Der Verlust des Vaters führt zu einer Idealisierung der Mutter; sie muß als gutes Objekt erhalten bleiben, da sonst ein Verlust beider Elternfiguren droht.

Für ein Kind kann eine Mangelversorgung eine lebensbedrohliche Erfahrung sein – angedeutet im phantasierten Totenkopf, den Tobias sich letztendlich doch nicht zutraute, in den Bauch der „Prinzessin“ zu malen. Die Aggression als Reaktion auf diese schmerzvolle Erfahrung muß zur Erhaltung des Ichs abgespalten werden – dargestellt durch mein dirigiertes Mitgestalten. Auf der symbolischen Ebene fand eine Spaltungsaufhebung statt: ich handelte in einer Form der Ich-Erweiterung für Tobias – die aggressiven Anteile sind bildlich und damit anschaubar geworden.

Die ganze Atmosphäre beim Entstehen der Bilder – das Abdunkeln der Räume, die karge Beleuchtung – wirkte auf mich wie ein offengelegtes Geheimnis mit einem entstehenden Bündnis zwischen dem Kind und mir. Zusammen mit den symbolischen Botschaften aus den Bildern gab sie mir den Hinweis, daß Tobias erst einmal in der Zweiheit einer therapeutischen Beziehung genährt werden muß. Gleichzeitig benötigt er eine Führung als Orientierungshilfe – in der Übertragung übernehme ich damit mütterliche und väterliche Anteile.

Bezogen auf die Behandlungsursache – seine impulshaften aggressiven Durchbrüche – heißt es auch für mich, die Aggression nicht unbedingt zu fördern. Eine Überschwemmung der Wut kann zur Ich-Auflösung führen: ein erkennbares deutliches „Ich“ hat Tobias in den Bildern nicht benannt.

Im weiteren Verlauf der Therapie nahm die „Ernährung“ einen großen Raum ein, sowohl real in Form von gemeinsamem Kochen und

Essen als auch im Aufnehmen von Gestaltungsangeboten und Kennenlernen der Materialien. Meine Funktion war die des Gebens („nähren“) und des Vormachens („führen“) bzw. die der Spiegelung entstehender Gefühle. Das Verdunkeln der Räume während der Gestaltung behielt er bei, so als könnten nur dann Bilder aus dem Unbewußten aufsteigen und langsam sichtbar gemacht werden.

2.2.2 Das spiegelnde Malen und Gestalten

Der Ablauf der 37. Sitzung zeigt auf, wie Tobias – bedingt durch eine familiäre Zuspitzung mit starkem Alkoholabusus der Mutter – in eine Übertragungskrise zu mir kam. Weiterhin macht sie deutlich, wie das Gestalten von Bildern der Bewältigung dieser Krise und der Angstbändigung dienen kann.

Schon zu Beginn der Stunde wirkte Tobias auf mich nachdenklich und niedergeschlagen. Sein Verhalten pendelte zwischen oraler Bedürftigkeit (er trank Unmengen von Milch) und autoritären Durchbrüchen mir gegenüber.

In dieser Sitzung wiederholte Tobias ständig ein Rollenspiel. Wie schon in der Behandlungssitzung zuvor bedrohte ein Dracula-Vampir (ich) im dunklen Raum ein Kind (Tobias). Im letzten Moment wehrte das Kind die Bedrohung mit dem Schein einer Taschenlampe und einem Kreuzzeichen der Finger ab. Zwanzig Minuten lang wiederholte er die Spielsequenz echogleich; Tobias war dabei erregt und angespannt. In der Spielhandlung gab es keine Möglichkeit für das Kind, „Dracula“ zu besiegen; er blieb in der Abwehr als Reaktion auf die Bedrohung. „Dracula“ durfte sich nicht zurückziehen oder anders als vorgegeben handeln. Es war eine Pattsituation, scheinbar unlösbar.

Ich spürte in der Gegenübertragung Unruhe und den Wunsch, die Situation zu erhellen, machte Licht an und fing an, gestalterisch zu spiegeln. Auf seine Frage, was ich mache, antwortete ich: „Ich zeichne ein Kind, welches mit einem Kreuz und einer Taschenlampe Dracula abwehrt.“ Interessiert schaute er mir zu – fand, daß ich als Dracula schrecklich aussehe und gab mir mit einer Spielzeugpistole imaginär „Blut“, damit ich beim Zeichnen nicht verhungere.

Während er bei mir zuschaute, kam ihm die Idee, sein „Haus“ zu malen.

Dabei orientierte er sich an dem Raum, in dem wir uns befanden: „Rechts im Bild ist eine Treppe (orange), in der Mitte das Geländer,

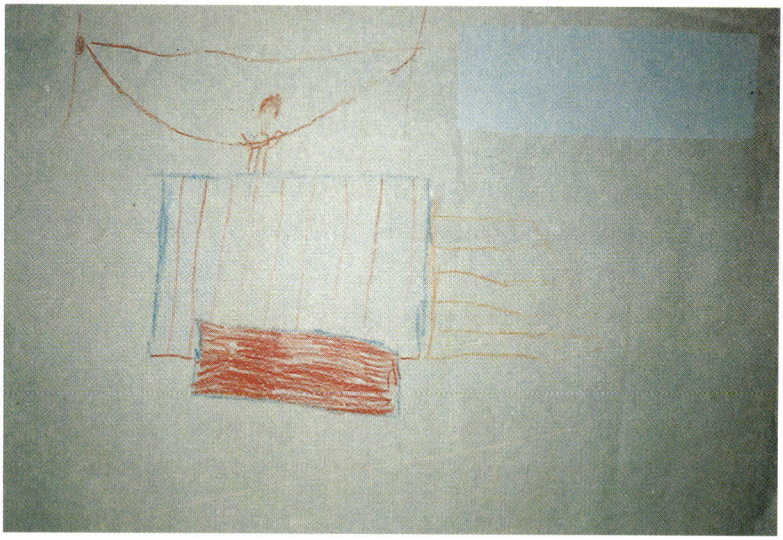

links ist es ganz weiß. Oben ist eine Hängematte, dort wohne ich. Und der rote Kasten ist das Haus von Dracula" (Zitat Tobias). Rechts oben ins Bild schrieb er seinen Namen (verdeckt).

Nach der Fertigstellung des Bildes bot er mir einen Tausch an: er wollte mir seines schenken und mein gemaltes Dracula-Bild mit nach Hause nehmen, „... als Geschenk für meine Mutter". Ich ging auf sein Angebot ein.

Beim darauffolgenden Rollenspiel – wieder im Dunkeln mit der gleichen Rollenaufteilung – dienten die Bilder uns Spielern als Orientierung. Beide „wachen auf" und leuchten das Bild mit einer Taschenlampe an ... „damit wir wissen, wie unser Feind aussieht". Der Spielinhalt war derselbe wie vorher, doch mit dem Aufwachen und Anleuchten der Bilder erfuhr er eine Erweiterung. Es schien so, als würde das Kind aus seinem Gefangensein aufbrechen.

Als ich das Stundenende andeutete, brach aus Tobias ein kraftvolles und verzweifeltes „Nein" hervor. Danach sprang er jedoch auf und ging wie selbstverständlich aus dem Raum. Ich empfand diesen Schrei nicht nur als eine Reaktion auf mein Beenden der Stunde: er hatte auch etwas Befreiendes im Sinne von Herausschreien an sich.

Mir konnte Tobias' Anfangsverhalten in der Sitzung und die stereotype Wiederholung des Rollenspiels nur eine Ahnung dessen vermitteln, wie bedroht er sich in einer solchen akuten familiären Krise fühlen muß. Er wählte zur Darstellung seiner emotionalen Bedrängnis die Figur des Dracula – eine Figur, die ebenfalls dem negativen Mutteraspekt entspricht. Ein Vampir ist auffressend, verschlingend und aussaugend; damit er nicht verhungert, braucht er Blut, die Lebensenergie überhaupt.

Das Rollenspiel zeigt die Bedrohung des Kindes mit der negativen Übertragung des Vampirs auf mich. Es konnte mich trotz der Bedrohung nicht töten, da ich auch als gutes Objekt erhalten bleiben muß. Ich unterbrach das Rollenspiel und fing an, es spiegelnd zu gestalten – eine starke Intervention, die das Kind doch annahm. Das spiegelnde Malen und Gestalten bekommt eine besondere Bedeutung in der Therapie mit Kindern, welche ich schon in meinem Vortrag auf der DAGTP-Jahrestagung 1990 dargelegt habe. Nach Malcom Pines („Reflexionen über das Spiegeln“) ist „... es ja die Mutter, die im frühen Dialog mit dem Kind lediglich bestimmte Aktivitätsmuster auswählt und auf sie reagiert – und ihm so durch ihr spiegelndes Verhalten ein Bild seiner selbst vorsetzt. Auf diese Weise legt sie der kindlichen Aktivität Beschränkung auf, und nur durch solche Beschränkung kann sich eine erkennbare Identität entwickeln.“

Die Bilder und Gestaltungen repräsentieren und erweitern in einer besonderen Weise diesen Dialog. In der Sitzung übernehmen sie eine wichtige dritte Funktion des Aufbruchs der Täter-/Opferdynamik im Rollenspiel, um nicht in der echogleichen Zweisamkeit gefangen zu bleiben.

Stellvertretend für ihn machte ich die Angst, symbolisiert in der Figur des Dracula, sichtbar im Bild. Durch das Gestalten der Figur löste ich die negative Übertragung auf mich auf: das mütterliche „böse“ Introjekt ist bildlich geworden und damit „ausgespuckt“ und gebannt.

Tobias konnte sich die Figur anschauen und als ganz wichtigen Akt zuordnen, noch als Geschenk für seine Mutter. Dabei zeichnete er sich das erste Mal selbst in der Therapie: als bedürftiges Kind an der Hängematte. Die Strichführung des Bildes wirkt auf mich hastig und leer; man muß schon ganz genau hinschauen, um etwas zu erkennen. Farbenkräftig ist nur das Haus des Dracula. Aus der gleichen Farbe, nämlich rot, ist auch die Hängematte und das Kind gezeichnet. Das ebenfalls rote Geländer zwischen den beiden mutet wie eine Grenze an.

Tobias bezeichnet das Bild als sein „Haus“ – ein Haus ist ein Selbstsymbol. Er wählte dafür den Raum, in dem wir uns befanden und wo er sich die Erfüllung seiner regressiven Bedürfnisse erhoffte. In seinem Haus befand sich auch der Raum für den Vampir. Damit vereint Tobias etwas sehr Wichtiges auf dem Bild: den bösen Aspekt der Mutter (Vampirhaus) und den guten Aspekt der Mutter (angedeutet in der Hängematte). Aus dieser Vereinigung konnte er sich das erste Mal selbst darstellen.

„Die Geburtsstunde"

Nach einer Phase der Resignation mit Rückzugswünschen erhellte Tobias in der 41. Sitzung in einer Art Geburtsstunde einen positiven Mutteraspekt: den gebärenden, nährenden und schützenden.

In einem langen und inhaltsreichen Rollenspiel – wieder im Dunkeln im Schein einer Taschenlampe – schuf er zwei ihn bedrohende Figuren: „den unsichtbaren Mann und die unsichtbare Frau". Über den Prozeß des Verbündens mit mir und nach einer ergreifenden Darstellung der Angst und des „Wahnsinns" wurde die Frau sichtbar, im wahrsten Sinne des Wortes. Tobias machte Licht an, stand erhobenen Hauptes da, und ich mußte ihn wortreich als goldene Fee mit einem Schwert beschreiben. Auch ich spürte nach der spannungsvollen, fast unheimlichen Spielsequenz die Erlösung durch die „Fee". Der unsichtbare Mann blieb im Hintergrund, noch nicht faßbar, doch „er ist da".

Die Fee führte mir im weiteren Spielverlauf einen Partner zu (Tobias). Wir beide gebaren hintereinander dasselbe Kind, wobei besonders der Akt des Durchtrennens der Nabelschnur einen langen Zeitraum einnahm. Das Kind, eine lebensgroße Puppe, wurde nach Tobias' Anweisung liebevoll von mir gestillt und sorgsam behandelt. Am Ende der Stunde nahm Tobias die Kinderrolle an: er lag „schlafend" in embryonaler Haltung in der Hängematte und wurde von mir als „Mutter" geschaukelt.

Tobias ordnete mir jetzt eindeutig die Rolle der umsorgenden Mutter zu und kann damit seine angedeuteten regressiven Wünsche aus der 37. Sitzung verwirklichen. Zudem zeigte Tobias inhaltlich im Spielverlauf eine Verflechtung ödipaler Strebungen und narzißtischer Bedürftigkeit auf. Die Fee ist golden und damit wertvoll; sie wird bewundert und geliebt. Erst sie ist in der Lage, mir einen Partner zuzuführen, woraufhin wir beide wohlgemerkt ein und dasselbe Kind gebaren. Damit ist aus unserer Beziehung etwas Drittes entstanden, das umsorgt und gepflegt wird.

2.2.3 Das Bild als begegnender Kontakt

In der 45. Sitzung bot ich Tobias das **Begegnende Malen** (nach Kraft) an, eine spielerische Handlung, in der auf einem gemeinsamen Blatt Papier ein begegnender Kontakt zustande kommt und sich die Möglichkeit eines Gespräches bietet.

Tobias sollte sich aus den vor ihm liegenden Filzstiften eine Farbe aussuchen und auch dabei bleiben. Ich nahm eine kontrastreiche zweite Farbe. Meine Überlegung begründete sich auf die vorausgegangene Geburtsstunde. Eine Geburt bedeutet immer eine Trennung in zwei Personen, wenn auch der darauffolgende Zustand symbiotisch ist. Indem wir beide unsere Farben nicht wechseln, wird auch bildlich die – farbliche – Trennung deutlich.

Auf einem gemeinsamen Blatt Papier setzten wir beide abwechselnd Striche, Linien, Schnörkel – wie einem ist und wozu man Lust hat. Tobias wählte die schwarze Farbe, ich entschied mich für Rot.

Aus dem spielerischen Tun entstand eine Gestalt aus dem Beziehungsraum, symbolisiert in der Figur des Drachens.

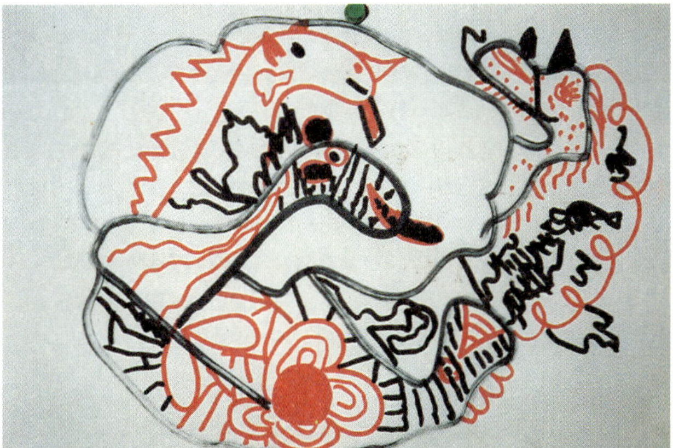

Nur die Farben machen deutlich, wer was gezeichnet hat, nicht der unterschiedliche Zeichenstil. Das Bild gleicht eher einem Verschmelzungsbild und kennzeichnet damit den augenblicklichen Stand des Kindes zu mir in der therapeutischen Beziehung. Auch nach der Geburt wird vom Kind in der Symbiose ein Getrenntsein nicht erlebt.

Auf dem Bild stehen zwei Drachen einem dritten gegenüber, in einer Kreisform, die – so scheint es – sich langsam öffnet. Symbolisch ist der Drachenkampf in vielen Märchen und Mythen wichtig zur

Ich-Werdung des Helden. Er gilt als Wandlungssymbolik. Der Kampf ist wichtig, um sich der Realität zu stellen, die Kräfte zu messen, sich zu stärken und zu trennen. Die Anzahl der Drachen – drei – zeigt, wie die Geburtsstunde, eine Wiederholung der Dreiheit und damit ein Aufbrechen der Dualität.

Tobias wollte auf mein Nachfragen hin das Bild nicht betiteln oder darüber sprechen. Er wandte sich ab, schweigend, doch nicht beziehungslos. Es hatte den Anschein, als wolle er für sich sein. Ich verhielt mich abwartend, wohl spürend, daß dieses Gefühl noch nicht „verwörtert" werden kann.

Nach Michael Balint („Therapeutische Aspekte der Regression") ist Tobias' Rückzug in sich selbst ein Rückzug auf die Ebene des Schöpferischen oder der Kreativität, um etwas aus sich selbst heraus zu schaffen. Sie kann die erste Phase einer seelischen Erkrankung oder Genesung kennzeichnen. Auch die Farbwahl des Bildes macht diese Dynamik deutlich: Rot und Schwarz kann vereinfacht für Leben (Gesundheit) und Tod (Krankheit) stehen.

Nach 10 Minuten des Verharrens in sich kletterte Tobias auf die Sprossenwand hoch, so als müßte er einen Abstand schaffen. Auf dieser anderen Ebene kamen wir auf den Inhalt des Buches zu sprechen, das er sich vor ein paar Sitzungen aus meinem Therapieraum ausgeliehen hatte, das „Dschungelbuch". Da er wesentlich aufnahmefähiger und ruhiger erschien, schlug ich vor, in den nächsten Stunden diese Geschichte thematisch in Form von Gestaltungen zu bearbeiten. Bei diesem Vorschlag dachte ich an die entstandene Drachensymbolik im Bild: ein Held sollte sich, bevor er in den Kampf der Ich-Werdung zieht, erst einmal ausstatten und ein Übungsfeld haben, um Erfahrungen zu sammeln.

Wie die gestalterische Bearbeitung unter Vorlage einer Kindergeschichte den Individuationsweg eines Kindes begleiten kann, werde ich im nächsten Abschnitt beschreiben.

2.2.3 „DAS DSCHUNGELBUCH" Malen und Gestalten nach einem Thema

Kinder hören sehr gern Geschichten oder Märchen. Sie können sich beim Zuhören in die magische Welt hineinbegeben und sich von der symbolischen Dichte gefangennehmen lassen – ähnlich wie im Spiel oder beim Gestalten.

Märchen, auch die modernen Märchen, zeigen einen Zustand auf, in dem sich der Held oder die Heldin befindet. Sie bieten Lösungsmöglichkeiten an und haben meist ein Ende, das dem Gerechtigkeitssinn der Kinder entspricht.

Ein sehr wichtiger Aspekt ist, daß Kinder sich mit dem Helden der Geschichte identifizieren können. Die Abenteuer erlebt das Kind gefühlsmäßig mit; die enthaltene Symbolik spricht es eher an als die erhobenen Zeigefinger mancher Erwachsener.

Die Kindergeschichte „Das Dschungelbuch“ von Walt Disney, basierend auf Rudyard Kiplings Erzählungen, ist meinem Empfinden nach durch die Vielzahl der vorhandenen Archetypen ein modernes Märchen. Sie beschreibt die Geschichte eines Jungen – Mogli –, der als hungriges Baby im Dschungel von einem Panther gefunden wird. Der Held der Erzählung ist damit ein kleiner Junge, der im Kernpunkt der Geschichte dem Alter Tobias’ entspricht.

Mogli lebt ohne menschliches Bewußtsein wohlbehütet im Dschungel – den Tieren gleich. Tiere symbolisieren den Triebaspekt, und der Dschungel, einem paradiesischen Zustand gleich, bietet alles, um die direkten Bedürfnisse zu befriedigen. Er lebt wie ein Kind im (mütterlichen) Unbewußten – der Dschungel –, ohne zu wissen, daß ein Verbleiben dort auch Gefahren in sich birgt. Ein Verbleiben dort hindert nicht nur jegliche Entwicklung, es kann sogar tödlich sein: in der Geschichte symbolisiert durch den Tiger Shir-Khan. Der Weg der Individuation erfordert ein Auftauchen ins (väterliche) Bewußtsein, um zu überleben und den Gefahren standhalten zu können.

Die Tiere übernehmen aus Liebe für Mogli die Verantwortung und wollen ihm helfen, ins Menschendorf – und damit ins menschliche Bewußtsein im Sinne der Zugehörigkeit und Identität – zu finden. Mogli, der die Gefahren des Dschungels nicht kennt, ist es nicht einleuchtend, den heimischen Ort zu verlassen und damit eine Wandlung einzugehen. Mit einer gehörigen Portion Omnipotenz trennt der sich von seinen Beschützern und lernt durch diesen Schritt verschiedene Tiere mit verschiedenen Eigenschaften kennen. Besonders der Bär Balu hat es ihm mit seiner Fröhlichkeit und Kraft angetan – kann er doch an dem Bären seine Kraft messen.

Die Trennungen sind ein wichtiger Aspekt in der Geschichte; nur durch Trennung kann eine Ich-Erweiterung stattfinden. Wer sich auf den Weg begibt, kann Neues entdecken und sich aneignen. Die Trennung von Altgewohntem und Liebgewonnenem erfolgt in der Geschichte mit den dazugehörigen Gefühlen der Verlassenheit, Enttäuschung, Wut, Trauer – aber auch mit dem Mut, wieder etwas kennenzulernen und Gefahren zu bestehen. Mogli macht sich auf den Weg, symbolisch auf seinen Weg der Individuation.

Am entscheidenden Punkt der Geschichte kann Mogli in einer Notsituation mit dem Erlernten auf sich selbst zurückgreifen und begreift sein menschliches Dasein mit den dazugehörigen Fähigkeiten: die Zähmung bzw. die Benutzung des Feuers!

Feuer gehört zu den Grundelementen des Lebens: es wärmt und ist nützlich, es kann aber auch zerstörerisch sein. Der Umgang mit Feuer erfordert Geschicklichkeit und Erfahrung, da es sich sonst unkontrolliert ausbreitet und nicht mehr beherrscht werden kann.

Am Ende der Geschichte wird Mogli bewußt, daß er sich von dem tierisch Triebhaften unterscheidet durch die Handhabung des Feuers. Diese Selbsterkenntnis wird noch verstärkt durch die ödipale Variante: er verliebt sich in ein Mädchen und „fängt so Feuer". Symbolisch aber kann nach C. G. Jung die Figur des Weiblichen als Anima – also dem entsprechenden weiblichen Gegenbild in ihm selbst – gedeutet werden, welche er nur durch die Bewußtwerdung des Menschlichen wahrnehmen kann.

Um den Bogen zu Tobias zu schlagen, möchte ich daran erinnern, daß seine unkontrollierten Aggressionsausbrüche mit ein Grund zur Therapie waren. Ähnlich wie das Feuer kann eine archaische Wut über frühe frustrierende Erlebnisse zerstörerisch wirken. Auch der Umgang mit Aggression und Wut muß erfahren werden und erlernt sein: sie sollen ihren Platz haben, doch nicht zu einer Überflutung führen.

Die gestaltungstherapeutische Arbeit nach einem Thema der Geschichte bedeutet nicht, sich Stunde für Stunde streng am Inhalt zu orientieren. Ich betrachte es eher als Ausgangspunkt und Angebot, wobei die Kinder über spontane Einfälle und Assoziationen eine eigene Geschichte oder zusätzliche Figuren entwickeln können. Wie bei einem Bild komme ich als Gestaltungstherapeutin im weiteren Verlauf wieder aufs Thema zurück, lasse mich davon leiten und stelle Bezüge her. Es ist eher so, daß ich mir den weiteren Prozeß der Therapie aus der Perspektive „Moglis" ansehe und damit eine Gesamtbetrachtungsweise bezüglich des Themas entwickele.

Tobias identifizierte sich beim Vorlesen mit Mogli: er sah überhaupt nicht ein, warum Mogli aus dem Dschungel sollte. Eine Einsicht von Tobias über die Notwendigkeit des Schrittes zu verlangen hieße, ihn zu überfordern und noch anstehende Entwicklungsschritte außer acht zu lassen.

Nach dem Vorlesen der Kindergeschichte bot ich Tobias zur Gestaltung des Dschungels eine Unterlage, Kleister und Seidenpapier an, mit dem Hinweis, daß er sich beliebige Materialien dazunehmen könne. Dieser Aufforderung kam Tobias später nach – geradezu lustvoll schwelgte er im Überfluß der Materialien und nahm u. a. Pulverfarbe, Spray und Muscheln hinzu.

In den folgenden Sitzungen entstand eine Landschaft, die er benannte und bevölkerte.

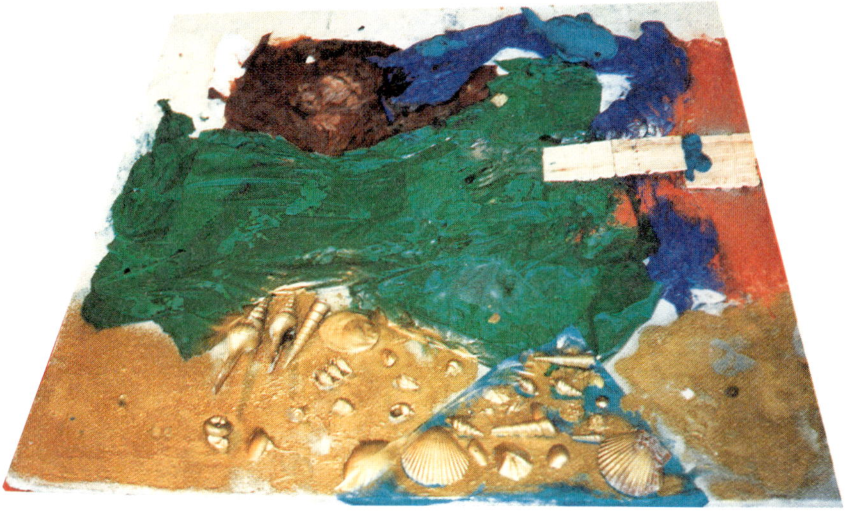

Sie stellte den Urwald dar: im unteren Drittel befindet sich ein See „. . . mit einem Schatz“. Die grüne Fläche darüber ist der Dschungel mit einem braunen Berg (links oben). Aus dem Berg kommt durch dunkelblaues Seidenpapier dargestellt ein Fluß, der in den See mündet. Diesen Abschnitt des Sees bezeichnet Tobias später als „Sumpf“. Der Fluß trennt den Dschungel von einer rotbraunen Fläche an der rechten Seite oberhalb des Sumpfes: „. . . das ist Gift“.

Die Dschungelgestaltung mutet wie eine Art Seelenlandschaft von Tobias an: als hervorragendstes Merkmal sticht der „Schatz“ ins Auge, der sich im Wasser und vom Symbolraum im Unbewußten befindet. Tobias gestaltet ihn mit viel Liebe und Ausdauer. Er macht sich damit wertvoll – der Schatz ist vorhanden, einzelne Stücke müssen nur noch geborgen werden.

Im Gegensatz dazu befindet sich auf der rechten Seite der Gestaltung Sumpf und Gift. Nach dem Raumschema von Grünwald befindet sich dort in der Raumaufteilung eines Bildes die Zone der Zukunft, der Umwelt, der Hinwendung zum Du. Und dieser Bereich ist bei Tobias ausgesprochen gefährlich: durch Sumpf und Gift kann er nicht hindurch, es sei denn, er kann fliegen. Dabei ist die Gefahr des Abhebens oder Vergeistigens gegeben, und der Kontakt zum Irdischen geht verloren. Für mich ist dieser Teil der Gestaltung ein deutlicher Hinweis auf Tobias' Realität: seine nächste Umwelt ist ja geprägt vom mütterlichen Gift, dem Alkohol.

Die Brücke über dem Gift entstand im folgenden Spiel, als eine Rehfigur den Wald erforschte und lauter Grenzen erfuhr (See, Gift, Berge). Auf meine Frage, was ein Tier zur Orientierung bräuchte, antwortete Tobias: „Wege und Brücken." Sehr genau, fast zwanghaft, stellte er eine Brücke aus Wäscheklammern über dem Gift her, ohne daß das Reh gewagt hätte, die Brücke zu betreten.

Es folgte eine kurze gestalterische Episode von Fischfiguren aus Knetgummi, die sich gegenseitig fraßen und für deren Rangordnung im Tierreich sich Tobias interessierte. Nach Bewußtwerdung der oralen Aggressivität durch vorhandene Geschwisterrivalität und deren Erlösung im Spiel kam Tobias auf das „Dschungelbuch" zurück.

In einer Situation, in der er anfangs Dreirad fuhr, gestaltete ich begleitend einen Teddybären aus braunem Knetgummi. Tobias fand ihn ausgesprochen niedlich, stürzte sich auf die Dschungelplatte und fing an, allein zu spielen. Dabei konnte er den von mir gestalteten Bären annehmen und mit ihm wagen, die Brücke über dem Gift zu betreten: sie hielt stand.

Doch der Bär, Tobias nannte ihn Balu, benötigte noch Unterstützung und Führung: warnende Hinweise von mir, nicht ohne entsprechende Schwimmfähigkeiten ins Wasser zu gehen und die Hilfe einer Walfischfigur, um auf deren Rücken die „Schätze" im Wasser zu betrachten. Daß der Wal als positiv besetztes mütterliches Symbol doch auch bedroht ist, zeigte sich in der folgenden Spielhandlung: er drohte im Sumpf steckenzubleiben und benötigt selbst Hilfe. Er mußte im wahrsten Sinne des Wortes geschützt und geborgen werden.

Tobias, der in der Handlung ganz gefangen war, meinte, daß der Bär zur Rettung des Wales ein Boot bräuchte. In Windeseile stellte er aus rotem und weißem Knetgummi ein Floß mit Kanonen her – für den „weißen Hai", der phantasiert im See schwamm. Der Bär setzte sich ins Floß, doch Tobias stellte fest, daß jemand fehlte, um das schwere Floß ins Wasser zu schieben. Er überlegte – und kam auf Mogli! Zweifelnd schaute er mich an: er traute sich nicht zu, Mogli zu gestalten – ich sollte es machen. Meinen Vorschlag, daß wir es gemeinsam versuchen, nahm er strahlend an: „Du machst den Kopf und ich den Körper!"

Die Mogli-Figur entstand nach dem Wunsch Tobias' aus gelber Knete. Mogli schob das Boot ins Wasser, der Wal wurde gerettet.

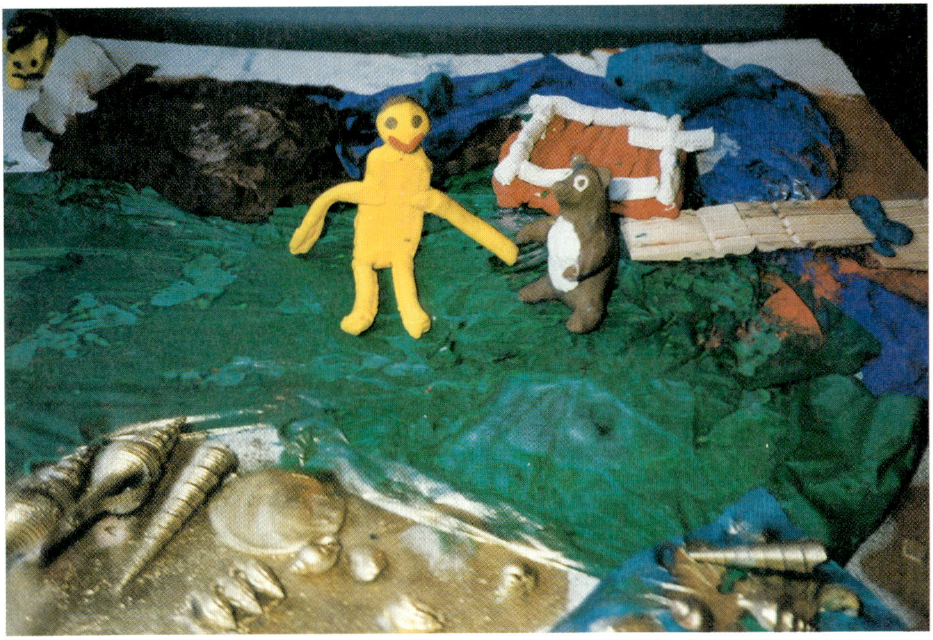

In der darauffolgenden kurzen Pause lehnte sich Tobias zurück und holte erst einmal tief Luft.

Da noch etwas Zeit war, wollte er Shir-Khan, den bösen Tiger, gestalten. Auch diesmal forderte er meine Unterstützung. Als der Tiger, auch aus gelbem Knetgummi, fertig war, stellte er ihn abseits hin, so, als wolle er ihn aus seinem Blickfeld haben. Ich unterstützte die Handlung, indem ich betonte, daß es für einen Kampf noch zu früh sei. Balu und Mogli sollten sich erst einmal kennenlernen und ausstatten; ich wies dabei auf die Nacktheit Moglis.

Tobias nahm den Hinweis dankbar an und entdeckte beim Aufräumen den Schminkkasten. Spontan und kraftvoll trug er alle verfügbaren Schminkfarben (Nagellack, Make-up, Tusche etc.) in Schnörkeln, Tupfen und Linien aufs Blatt und zeigte mir stolz sein „Schminkbild". Anschließend hing er es ans Fenster, mit der Bildseite nach außen – sichtbar für vorbeigehende Personen.

In dieser Sitzung gelang es Tobias, über den Bären Balu wieder in die „Welt“ des Dschungels hineinzugehen und sie zu erforschen. Ich möchte noch einmal kurz auf die Funktion eines Teddybären für Kinder in der Bedeutung als Übertragungsobjekt eingehen.

Wie ich schon in der Einleitung erwähnt habe, ist laut Winnicott die Bildung eines Übergangsobjekts ein entscheidender Schritt zum Prozeß der Ich-Werdung und zur Bewußtseinsentwicklung in der frühen Kindheit. Wer kennt nicht die heiße Liebe und Anhänglichkeit der Kinder an spezielle Kuscheldecken oder Teddybären – dem Übergangsobjekt für den symbolischen **Übergang** von der Mutter zum Selbst. Laut Winnicott siedelt er sich in der Entwicklung in dem Übergangsraum zwischen der oralen Erotik und der echten Objektbeziehung an. Dem Kind wird das Übergangsobjekt von außen zugeführt, und seine seelische Entwicklung entscheidet, ob er das Objekt annehmen kann, um einen Übergangsraum herzustellen.

Tobias nahm den von mir gestalteten Teddybären „Balu“ an und begab sich in der Sitzung in den Gestaltungsraum, in dem für ihn eine Weiterentwicklung im Sinne der Individuation möglich ist.

Dabei gelang ihm die Rettung eines Wales, dem Urbild des verschlingenden und doch wieder ausspuckenden mütterlichen Symbols, durch die Bildung einer Ich-Figur: Mogli aus dem Dschungelbuch. Indem ich den Kopf gestalten sollte, drückte er wieder seinen Wunsch nach geistig/väterlicher Führung aus, die er bei der Nacktheit Moglis auch sicher nötig hat; es fehlen die Hände und die Kampfwerkzeuge. Ich tat es, indem ich ihn vor dem Kampf mit dem Tiger warnte. Der Tiger besteht nämlich aus derselben Farbe wie Mogli (gelb) und ist als Tiersymbol das Sinnbild von außen und von innen erlebter Aggression. Bei einem Kampf zum jetzigen Zeitpunkt droht eine Farbverschmelzung beider Figuren – und damit die Gefahr der Auflösung der Ich-Figur Mogli.

Tobias mußte sich noch ausstatten und ausschmücken, was er mit der spontanen Gestaltung des „Schmuckbildes“ auch tat. Meinem Gefühl nach hat sich Tobias mit der Gestaltung des Bildes auch auf seine inneren Schätze bezogen und ist nicht der Gefahr des mütterlichen Giftes in der Dschungelgestaltung erlegen. Damit hat er einen Teil seines Schatzes aus dem See geborgen und ihn durch die Bildgestaltung konkretisiert.

Die thematische Bearbeitung des „Dschungelbuchs“ begleitete Tobias noch eine Zeitlang und half ihm, einen besonders schweren Lebensabschnitt zu bewältigen. Mit welcher innerer Kraft und schöpferischem Zugang zu seinem Selbst er es schaffte, macht ein Bild deutlich, welches ich jetzt zum Abschluß des Artikels zeigen möchte.

Es ist in seiner Malweise zeitlos und nicht spontan einzuordnen als ein „kindliches" oder „erwachsenes" Bild. Tobias gestaltete es drei Wochen vor Ausbruch einer Alkoholhalluzinose der Mutter mit anschließender Heimeinweisung der Kinder – in einer Phase der Therapie, in der er autonome Schritte wagte und ausprobierte.

In der Sitzung mischte er gebannt Farben und trug sie aufs Blatt auf, sich ganz dem Entstehungsprozeß hingebend. Es herrschte andächtige Stille – ich selbst gab keine Vorgabe oder technische Hilfestellung.

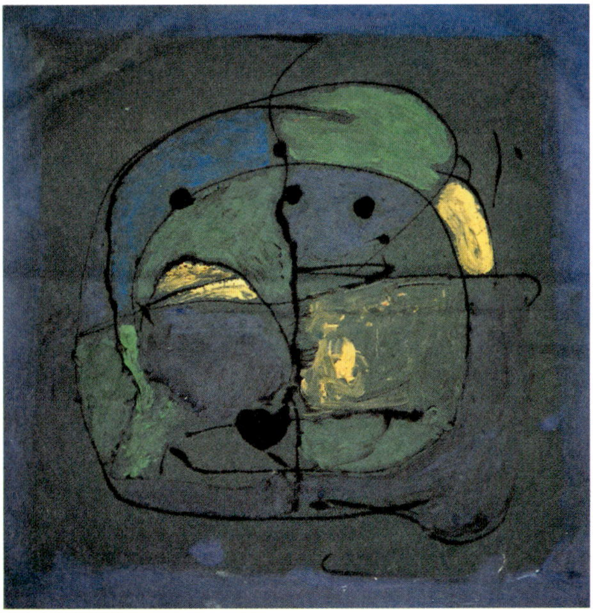

Nach dem Gestalten betrachtete er sein Produkt und fand einen Titel dafür: „Das Wunderland" – ein Land, das er glaubte, bei mir gefunden zu haben. Weiter wollte er darüber nicht sprechen. Auch ich möchte nicht in die Deutung des Bildes einsteigen, sondern es als solches wirken lassen.

Beim Abschied aus der Sitzung riefen die Bilder bei Tobias das Gefühl hervor, etwas geschafft zu haben und notfalls im späteren Leben damit „Geld machen" zu können – in Anbetracht der materiellen Not der Familie durchaus verständlich. Diese Sicherheit und das Gefühl, durch die Gestaltungstherapie schöpferischen Zugang zu

„Etwas" – dem Wunderland der Seele/dem Selbst – zu haben, waren mit die Grundlage, daß er die Therapie nach insgesamt zwei Jahren beenden konnte. Die familiäre Situation hatte sich durch die positive Entwicklung der Mutter nach einer Suchttherapie verändert, und die Kinder konnten wieder zurück in die Familie. Während dieser ganzen Zeit konnte ich glücklicherweise Tobias begleiten.

Tobias verließ mich zum Abschluß der Therapie wehmütig, doch auch stolz mit einem Schatz unter seinem Arm; einem Album mit ausgesuchten Fotos der gestalteten Bilder und Plastiken. Es war ihm wichtig zur Erinnerung an die Zeit und zum Bewahren: was seines ist und was er mit meiner Hilfe durch die Bilder entdecken konnte.

LITERATURVERZEICHNIS

Bachmann, Helen: Malen als Lebensspur
Klett-Cotta 1985
Balint, Michael: Therapeutische Aspekte der Regression
rororo 1973
Bettelheim, Bruno: Kinder brauchen Märchen
dtv, 1980
Baumgardt, Ursula: Kinderzeichnungen – Spiegel der Seele
Kreuz-Verlag 1985
Disney, Walt: Das Dschungelbuch
Dressler-Verlag 1992
Eschenbach, Ursula (Hrsg.): Das Symbol im therapeutischen Prozeß bei Kindern und Jugendlichen
Bonz-Verlag 1978
Franzke, Erich: Märchen und Märchenspiel in der Psychotherapie
Verlag Hans Hubert 1985
Jung, C. G.: Archetypen
dtv 1990
Kipling, Rudyard: Das Dschungelbuch
dtv/List, 1976
Mahler, Margret: Die psychische Geburt des Menschen
Fischer 1978
Minden, Gerald von: Der Bruchstück-Mensch
Ernst Reinhardt Verlag München, Basel 1988
Pines, Malcom: Reflexion über das Spiegeln. In:
Forum der Psychoanalyse, Band 4, Heft 4, Dez. 1988
Spitz, Rene: Vom Dialog
dtv/Klett-Cotta 1985
Winnicott, D.W.: Vom Spiel zur Kreativität
Klett-Cotta 1985

3 Spezifische Merkmale der Gestaltungstherapie

3.1 Der äußere Raum

Der Therapeut und der Patient begegnen sich in einem speziellen Raum, der mit seiner Ausstattung von Farbe, Material, Geruch und Wasser schon auf die Kommunikationsform der beiden hinweist. Es ist ein Raum, dessen Inhalt eine Atmosphäre von Sinnlichkeit, Reizen und Handlungsimpulsen schafft und in dem sich ein Spielraum für Spüren, Schauen, Bewegen, Entfalten und Begegnen anbietet.

Die Wahrnehmung des Raumes kann beim Betreten für den Patienten verbunden sein mit:

1) dem Auftauchen von Empfindungen, Erfahrungen und Erlebnissen, die sich körperlich mitteilen können bis zur Symptombildung – (Symptomproduktion);
2) der Entstehung von Assoziationen über erinnerte Befindlichkeiten (Kindergarten – Schule ...);
3) dem Sich-Einstellen von wertenden Eigeneinschätzungen (ich kann das nicht/ich versage den Forderungen gegenüber/Künstler-Stümper usw.).

In diesem Wahrnehmungsbereich des Patienten wird der sich im Raum befindende Gestaltungstherapeut eingeschlossen und mit entsprechenden Beziehungserfahrungen belegt, die Förderliches, Hemmendes bis Angstmachendes beinhalten, von „seeligen Basteleien" mit der Mutter über die Gefühle der Entfaltung und des Ausprobierens im Kindergarten bis zu den fördernden und fordernden Lehrern in der Schule.

Je nachdem, wieviele Variationen und welche Bandbreite sich aus dem Erlebten des Patienten gebildet haben zwischen den Polen von: angenommen-abgelehnt/gut-böse/richtig-falsch/allein-dazugehörig/leistungsfähig-insuffizient sein, werden diese sich gefühlshaft konstellieren und die Begegnung beeinflussen.

Steht der Patient mit all seinen Empfindungen, Erfahrungen und Erlebnissen im Raum, die er mittels notwendiger, angeeigneter und erlernter Strategien zu einem Bild seiner Persönlichkeit entwickelt hat, so steht der Gestaltungstherapeut ebenso mit seiner Persönlichkeit in der Beziehung, dessen Entwicklungsgeschichte ihm mittels seiner Ausbildung soweit verfügbar ist, daß er sie bei einer Beziehungsaufnahme nicht als bestimmenden Faktor mit ins Geschehen bringen muß. D. h., daß er seine, im Kontakt mit dem Patienten auftretenden Empfindungen, Impulse, Erlebnisse und Erfahrungen gefühlsmäßig innerlich orten kann und einen Freiraum für die Wahrnehmung des Gegenübers zur Verfügung hat. Zusätzlich hat er sich in den eigenen Erfahrungen mit den gestaltungstherapeutischen Medien diesem Erlebnisraum gestellt und kennt dessen Herausforderungen und Befriedigungen.

Unter diesen Betrachtungsaspekten der Beziehungsaufnahme zwischen den beiden (Patient und Gestaltungstherapeut) erstellt sich der Erstkontakt. Von dem Beziehungsgeschehen zwischen beiden hängt ab, ob sich eine Arbeitsbeziehung entwickeln kann. Das Beziehungsgeschehen beinhaltet, inwieweit Negatives aus greifbar bewußten Erlebnissen seitens des Patienten eingebracht und im Gespräch mit dem Therapeuten so differenziert werden kann, daß sich eine positive Real-Beziehung oder Übertragungsbeziehung entwickeln kann und ein gemeinsames Arbeiten möglich macht. Die dafür nötige vertrauensvolle Atmosphäre wird im Kontakt vom Gestaltungstherapeuten zum Patienten geschaffen, indem er dessen Gefühle annimmt, ernstnimmt und den damit in Verbindung auftretenden Ängsten begegnet – sei es in bezug auf den Raum, den darin auftretenden Menschen oder die Handhabung des Materials.

Mittels seiner Kentnnisse von der menschlichen Entwicklung und ihren Störungen, mit deren Manifestation in entsprechenden Symptomerscheinungen und Krankheitsbildern, wird der Gestaltungstherapeut Schritte anbieten, mit denen der Patient Hemmungen, Ängste und Ansprüche vor dem Gestalten überwinden kann bzw. überwinden lernt und damit die Fähigkeit, sich einer zweckfreien Tätigkeit zu überlassen und sich spontan auszudrücken, entfalten kann. Diese Ermutigungs- und Entlastungsschritte seitens des Therapeuten bedeuten nicht, daß er die jeweiligen Verankerungen dieser Gefühle und Reaktionen aufhebt. „Lösen“ kann er damit nur die Angst vor dem „Sprung ins Wasser“.

Überwiegt in der Kontaktaufnahme zwischen Patient und Gestaltungstherapeut und dessen Raum mit seinen Inhalten das Zutrauen gegenüber dem Mißtrauen, kann ein Arbeitsbündnis geschlossen werden.

Die Beziehungsaufnahme wird sich in sogenannten probatorischen Sitzungen oder Aufnahmegesprächen vollziehen, und deren Anzahl sowie Intensität ist vom therapeutischen Rahmengebilde abhängig:

1) innerhalb einer psychotherapeutischen Einrichtung, in der therapeutische Zusammenarbeit konzeptioniert ist;
2) innerhalb einer klinischen Einrichtung, in der unterschiedlichste therapeutische Richtungen und Ansätze vertreten sind;
3) im Rahmen einer ambulanten „Gemeinschaftspraxis", in der keine Institution das haltend-versorgende Becken bereit hält.

Der Gestaltungstherapeut muß, um die gestellten Diagnosen des Arztes zu verstehen, über ein entsprechendes Wissen der Psychopathologie von Neurosen, Frühstörungen und Psychosen verfügen und deren Theoriebildung und Behandlungstechnik kennen, wobei er mit seiner Behandlungsmethode spezifische Entwicklungsschichten und -ebenen erreicht, was ein Wissen darüber voraussetzt, welche Räume der Entwicklung des Menschseins sich auftun und welche Beziehungsform zwischen Subjekt und Objekt jeweils dazugehören. Von diesen Faktoren ausgehend wird der Gestaltungstherapeut gemeinsam mit dem Arzt und dem Patienten die Entscheidung für eine Einzel- oder Gruppengestaltungstherapie besprechen.

3.2 Der innere Raum

Mit dieser Entscheidung kommen wir von dem äußeren Raum in der Gestaltungstherapie zu dem inneren Raum der Gestaltungstherapie.

Mit welchem inneren Raum haben wir es in der Gestaltungstherapie zu tun, den zu betreten der Patient einerseits einen Gestaltungstherapeuten an der Seite hat und gleichzeitig der Patient ihm ganz alleine gegenübersteht? Es ist der Raum der Kreativität, der Ursprungsraum der Kreation „Mensch", der Schöpfungsort! Der Geburtsort von Schöpfungen, deren Materialisierung als Bild, Plastik, Gestaltung schlechthin, Körper, Geist und Seele enthalten, und deren Lebendigkeit und Bedingtheiten wir erfahren, wenn wir uns den Werdens- und Wandlungsprozessen zuwenden. Wobei wir über das Eigentliche des Schöpferischen keine Antwort finden, weder in der Naturwissenschaft noch in der Psychoanalyse – am ehesten in den Geisteswissenschaften. Was beide anbieten, sind Theoriemodelle, ohne letztendlichen Erkenntnisstand über das Wesen des Schöpferischen.

Ich verwende jetzt ein mechanistisches Bild; die darin auftretenden Gebilde wie Energie, Fluß, Kraft, Hindernis etc. stehen als Metaphern für die analoge Übertragung auf menschliche Entwicklung. Das Fehlen von Meßgrößen nimmt der Metapher dennoch nicht ihre suggestive Wirkung.

In diesem Schöpferischen geht es um Energien, die in ihrem Fluß sich ihren Weg bahnen. Dieser Fluß kann bei auftretenden Hindernissen um sie weiterfließen, sich durch Blockaden aufstauen oder zu den befürchteten Dammbrüchen führen und Überschwemmungen verursachen. Dieser Fluß kann Gefahrstellen beinhalten durch Strudel, Sog und Wasserfälle, er kann versickern und oberflächlich wüstenhaftes Gebiet zurücklassem. Diesen Bahnungs-, Findungs-, Anpassungs- und Verwirklichungsprozeß der Energie – die treibende Kraft im Fluß – nenne ich die Kreativität.

Diese Kraft steht formend und bildend in einem ständigen energetischen Auseinandersetzungsfeld von Drang und Druck zwischen sich und ihrer Umgebung.

Im Abdruck dieses energetischen Geschehens zwischen Ausdruck und Beeindruckung und deren jeweiliger Beantwortung und Reaktion hinterläßt diese Kraft eine Spur, „in die der Fluß sich bettet“. Es ist der Lauf von der Quelle bis zur Mündung, der den Fluß als solchen wiederum erst ausmacht.

Der Fluß ist kein statisches Ereignis, er ist die Summe immerwährenden prozeßhaften Geschehens. Um diesen Schöpfungsfluß im Menschen geht es, den er mittels seiner Kreativität am Fließen hält – von seiner Geburt bis in den Tod.

Gleichzeitig ist der gestoppte, begrenzte, aufgestaute, gehemmte, überschwemmende oder versickernde Fluß der Selbstverwirklichung und Selbstwerdung der Grund, daß der Mensch leidet und die Kreativität einen Teil ihrer Leistung in der Symptombildung zeigt, gebunden wird und so den Versuch eine Bewältigung darstellt.

Wohnt dem Sympton doch ebenfalls ein Symbolgehalt inne, indem es den Versuch einer Bewältigung ausdrückt. Auch das Übergangsobjekt, das sich im Loslösungsprozeß des Kindes von der Mutter bildet, ist nach Winnicott ein Symbol. Mit Hilfe dieses Symbols – dem Übergangsobjekt – werden innere und äußere, subjektive und objektive Erfahrungen miteinander verbunden, so können z. B. ein Bettzipfel, Schnuller, Teddybär Symbolträger sein und die Beziehungserfahrung von Mutter und Kind verkörpern. Durch den Umgang mit den genannten Gegenständen wird für das Kind die Trennung von der Mutter erleichtert. Diese frühe Symbolbildung der Kreativität ist der Ausdruck des Kampfes zwischen autonomen Strebungen und Tendenzen der Abhängigkeit (Winnicott).

In diesem Sinne hat jeder Mensch eine kreative Persönlichkeit, die sich entfaltet, die gefordert wird in der lebenslangen Auseinandersetzung zwischen Loslösung, Selbstverwirklichung und Anpassung und die damit einen kreativen Prozeß vollzieht.

Der Ausdruck der Kreativität ist individuell, darüber hinaus beinhaltet sie aber auch die Möglichkeit, sich über den individuellen Ausdruck mit den Empfindungs-/Findungs- und Sichtweisen von anderen zu treffen. Ein gemeinsames Ausdrucksverlangen kann berührt werden, in dem eine Suche nach der Form und der bewußte Einsatz von künstlerischen Mitteln aus dem kreativen Prozeß einen künstlerischen Prozeß werden läßt.

So ist die künstlerische Persönlichkeit in ihrer Eindrucks- und Ausdruckssuche von der kreativen Persönlichkeit zu unterscheiden. Der Künstler hat Ansprüche gegenüber seinem Werk, nicht nur etwas vom eigenen Wesen zur Vollendung zu bringen, sondern auch noch die Auseinandersetzung damit in der künstlerischen Problemstellung samt ihrem kulturhistorischen Hintergrund zu vollziehen und zu bewerkstelligen. Weiterhin gibt es den spontan kreativen Menschen, der aus seiner Lebensfreude heraus kreativ ist und sich schöpferisch ausdrückt. So ist der Künstler und der spontan kreative Mensch zu unterscheiden von dem Menschen, dessen Kreativität von der Bewältigung des Traumas oder des pathogenen Geschehens in der Balancehaltung zur Welt beansprucht wird. Im Gegensatz zum Künstler ist dessen Kreativität damit nicht mehr dem Schöpferischen im Wesen dienlich, sondern oft der ausschließlichen Anpassung im äußeren Kontakt von Innen zu Außen und der Pat. entbehrt des kreativen Raumes, in dem die schöpferischen Kräfte sich spielerisch entfalten können und zur Dialogbildung von Innen zu Außen führen.

In der Entbehrung, die sich als Mangelerlebnis subjektiv bemerkbar macht, ist der Kontakt zur Welt von unbefriedigend über konflikthaft bis zu verunmöglicht. Es fehlt also an der Fähigkeit, spielerisch mit den Kräften, die aus dem Inneren kommen, in Beziehung und Kontakt mit und zu den Kräften, die von außen kommen, zu treten und sich und der Welt zu stellen. Um diesen ursprünglichen Spielraum geht es in der Gestaltungstherapie, der dem Patienten zur Verfügung gestellt wird und es des Gestaltungstherapeuten bedarf, sich diesem wieder anzunähern.

Dafür hat der Gestaltungstherapeut Materialien zur Auswahl, die bildnerisch wie plastisch dazu geeignet sind, mit ihnen in Kontakt zu kommen und die der Patient von erregend bis zurückweisend erleben kann. Er darf handeln, ohne künstlerischen Maßstäben unterworfen zu sein, um den Fixierungen seiner Energien auf die Spur zu kommen, damit sie fließen und Gestalt werden können. In diesem Handlungsaspekt ist das Wort „begreifen“ im doppelten Sinne enthalten – über die Sinne erfahren, d. h. über das Tasten, Berühren – bis hin zum „verwörterten“ Verstehen unter sprachlicher Benennung. Im Zusammenwirken beider wird der Erkenntnisprozeß durch den Erfahrungsprozeß erweitert und vertieft.

In der Entwicklung des Menschen setzt das „Begreifen“ weit vor der Sprachentwicklung ein; das Kind ergreift mit den Händen und erfährt das Begriffene zusätzlich über den Mund. Das Kind kann tun, neugierig sein, probieren, ohne zu begreifen, im Gegensatz zur Sprache, in der das Begreifen an Begriffe gebunden ist. Sein Lernen des „in der Welt sein“ geschieht durch Erfahrung. Es erkennt nicht die Brust der Mutter – es erfährt sie als „Daseiendes“ lustvoll und befriedigend – als „Abwesendes“/nicht Daseiendes von Böse (unlustvoll) bis unbefriedigend.

So ist der äußere Handlungsraum im Zentrum der Gestaltungstherapie und wird zum inneren Erfahrungsraum, indem über Berühren, Betasten, Formen und Reißen bis zum Erschaffen von szenisch Gegenständlichem der Raum zum Spielraum wird, in dem die energetischen Kräfte sich zeigen dürfen und können. In diesem Raum können Vorstellungen, Phantasien und Imaginäres unlogisch und nebeneinander existent sein. Dort, wo dieser Spielraum in der menschlichen Entwicklung angesiedelt ist, liegen die Wurzeln für die Kreativitätsentwicklung – es ist die frühe Kindheitsentwicklung, in der das Kind darauf angewiesen ist, eine Mutter oder Bezugsperson zur Verfügung zu haben, um in die Welt zu greifen – sie zu ergreifen bis sie zu begreifen. So entsteht der Spielraum aus dem frühen Beziehungsraum zwischen Mutter und Kind, und diese kann seine Entwicklung fördern, hemmen oder verhindern. Fehlt diese Unterstützung durch die Mutter oder wird sie nur in Form eines alle Lebensäußerungen kontrollierenden Reglements gegeben (overprotective mother), dann wird das Greifen in die Welt, das die Ablösung aus dieser frühen Beziehung, der Symbiose überwinden hilft, vermindert und fehlt als Grunderfahrung. Die Gründe für die Art und Weise, in der sich der Patient dem Gestaltungsraum gegenüberstellt, liegen in den Erfahrungen aus diesem Beziehungsraum.

Dieses Blatt Papier kann mit seine Leere Gefühle von unschuldigem Bemächtigen bis hin zum schuldhaften Versauen im Menschen aktivieren, was oft mit Schuld, Scham und Angst einhergeht.

Ein Papierraum, erst mal leer – liegend zwischen Therapeut und Patient, bietet freie Projektionsfläche für beide. Über Kritzeln, Klecksen und Schmieren kommt es zu Abdrucken und Ausdrucken von

Spuren und Bahnen der Bewegung, bis hin zu hellen und finsteren Gestalten aus den verschiedenen Zeiten, und aus dem leeren Blatt Papier wird ein Symbolträger über die Zeiten hinaus.

Wie ich schon erwähnte, ist der kreative Prozeß ein Vorgang, der entwicklungsmäßig weit vor der begrifflichen Sprachkommunikation zwischen Kind und Beziehungsperson angesiedelt ist, und der einhergeht mit der Spannung, die aus der Erprobung und Inszenierung des Wunsches nach symbiotischer Nähe und dem Wunsch nach Abgrenzung und Autonomie entsteht. D. h., daß der schöpferische Akt einer Regression bedarf, die nur dann stattfinden kann, wenn das Individuum die Bedingungen seiner Situation für sicher und sich selbst für ungefährdet hält. Dieser Akt beinhaltet das Aufsuchen eines Ich-Zustandes, der mit der Herabsetzung der Abwehrtätigkeit des Ichs verbunden ist, und deshalb ist es um so wichtiger, daß der Gestaltungstherapeut nicht nur einen Raum zur Verfügung stellt, wie ich ihn eingangs beschrieb, sondern auch eine Atmosphäre schafft, in der der Patient sich in die Wahrnemung und Auseinandersetzung mit den Substanzen, dem Material begeben kann. Diese Gestaltungsprozesse können mit affektiven Erfahrungen verbunden sein, die durch den Gestaltungstherapeuten, der vorwiegend Züge eines ichnahen, ermutigenden, verstehenden und beschützenden Gegenübers trägt, den für den kreativen Prozeß nötigen Schutzraum erhalten.

Beim gestaltenden Patienten kann präverbales Erleben aktiviert werden und averbales Verhalten zum Ausdruck kommen. Er befindet sich damit auf der präsentativen Symbolebene, die sich der Bilder bedient und alles enthält, was im noch nicht Sagbaren liegt. Die präsentative Symbolebene ist mit den Primärprozessen verbunden, d. h., sie folgt den Prinzipien, die wir vom Traum her kennen, z. B. der Verdichtung und Verschiebung. Es können eine Vielzahl von Vorstellungen und Wünschen unterschiedlichster und gegensätzlichster Art in einer Gestaltung (wie in einem Symbol) enthalten sein; im Gegensatz zum Traum ist der Mensch beim Gestalten aktiv und mit Hilfe der bewußten Anteile seines Ichs manuell tätig. So ist die Gestaltung eine bewußte wie unbewußte Leistung des Gestaltenden. Dem steht die diskursive Symbolebene gegenüber, die dem Sekundärprozeß zugeordnet ist – es ist die relativ hochentwickelte Form der artikulierten Sprache mit ihren präzisen Begriffen.

Ich denke, daß dies, was so abhandelnd zwischen präsentativer und diskursiver Symbolebene erscheinen mag, in der Gestaltungstherapie und im Umgang mit den Gestaltungen von großer Bedeutung ist, drückt es doch die Bedenken, die Angst und, bei einigen Patienten, auch die Erfahrung aus, daß ihre Bilder nicht in ihrem Entstehungs- und Auseinandersetzungsprozeß wahrgenommen und begleitet wurden mit der anschließenden Verwörterung des Prozesses, sondern daß ihre Bilder begrifflich erfaßt wurden, mit Benennungen und Zuordnungen über Interpretation und Deutung durch den Therapeuten. Damit fühlen sie sich nicht verstanden und begleitend in ihrem Prozeß des Vordringens zum Schaubaren von sich, sondern oft ertappt und überführt. (Ich könnte hier einige Beispiele darstellen, vor allen Dingen von Erwachsenen, die innerhalb einer Kindertherapie schrecklichste Festlegungen durch ihre Bilder erfahren haben und wo das Bild nicht als schöpferische Leistung behandelt wurde, sondern einem Testverfahren mit entsprechenden festgelegten Ergebnissen untergeordnet wurde.)

In der Gestaltung, sei es im Bild oder in der Plastik, ist Bewegung geronnen, und es ist die Aufgabe des Gestaltungstherapeuten, mit dem Patienten dies in Zeit zu verflüssigen, die enthaltene Geschichte in ihren Phasen der Entwicklung nachzuvollziehen und sie als geronnene Form in ihrer Entstehung gemeinsam mit dem Patienten zu erforschen.

Ein Eckstein in der psychoanalytischen Technik ist bekanntlich der freie Fluß der Assoziationen aus dem Es unter Herabsetzung der Ich-Kontrolle (Benedetti).

Ein Eckstein in der Technik der Gestaltungstherapie ist für mich der freie Zugriff zu den Substanzen, den Materialien, die der Gestaltungstherapeut anbietet, und deren Ausbreitung in einem Raum, z. B. dem Papierraum. Unter Auftauchen von bewußten, vorbewußten und unbewußten Spuren und Bewegungen erfolgt ein gestalteter Niederschlag, d. h. ein Beziehungsgeschehen materialisiert sich, sei's aus der Gegenwart (Patient und Gestaltungstherapeut), aus der jüngeren Vergangenheit (Patient und Welt) oder aus einer verdrängten, abgespaltenen, abgewehrten frühen Erfahrung, und es kann auch alles gleichzeitig im Bild, in der Gestaltung enthalten sein.

Die gestalteten Produkte stehen, wie die Übergangsobjekte der frühen Kindheit, in einer engen Beziehung zum Gestalter und sind gleichzeitig als subjektivce Objekte Partner eines intensiven Gefühlsaustausches.

Diese subjektive Objektivierung in Bild und Plastik kann eine therapeutische Ich-Spaltung einleiten in den erlebenden und beobachtenden Teil und eine Begegnung mit Selbst- und Objektrepräsentanzen ermöglichen.

Über die Gestaltungen können die Patienten in eine intensive verbale Kommunikation mit dem Therapeuten und/oder den Gruppenmitgliedern eintreten. Mit der Beobachtung der Gestaltung verändert sich die Gestalt des Inhaltes, die Determination der Gestaltung und damit der Gestalter selbst, d. h. der Bedeutungsinhalt kann sich durch die hinzukommende Beziehung zwischen Gestaltungstherapeut und Patienten/Gruppe und Patienten verändern. Vorher nicht Faßbares wird zu einem objektiven Gegenüber. Ein psychischer Inhalt wird nach außen gebracht – materialisiert. Damit ist ein Stück vom Gestalter nach außen gelangt und wird zu einer Art der Selbsterweiterung.

Damit geht es um den Umgang mit dem Dritten – dem Bild/der Gestaltung in der Beziehung zwischen Patient und Gestaltungstherapeut. Dieses materialisierte Dritte ist als ein Stück Realität zu verstehen. Es kann das passiv Erlittene sein, dessen der Patient sich aktiv mittels Gestaltung bemächtigt hat und das somit zur Betrachtung und Erarbeitung beiden, dem Patienten und dem Gestaltungstherapeuten, zur Verfügung steht. Es können u. a. auch grandiose Selbstbilder sein, deren Materialisierung sich der Patient schafft, wobei er das Bild als selbstgeschaffenes Gegenüber behandelt, es wie in einem Spiegel über den Therapeuten in seiner Verzerrung anschauen kann und ihn nicht mehr in der Verblendung oder Verzweiflung festhalten muß; andererseits kann das in der Vorstellung vernichtete Objekt in den Gestaltungen wiederhergestellt werden.

Im Gestaltungsprozeß können sich Vorgänge des Bemächtigens, des Bewältigens und der Trennung vollziehen; er erweist sich somit als leistungsfähiges Instrument zur Lösung symbiotischer Konflikte. Hier, an diesem Entwicklungsabschnitt des Menschen, setzt die tiefenpsychologisch fundierte Gestaltungstherapie an. Über einen längeren Prozeß wird dem Patienten die Möglichkeit geboten, Teile seiner gestörten, defizitären Persönlichkeitsentwicklung kennenzulernen und so weit wie möglich nachzuholen, in dem er auch die gesunden und tragfähigen Anteile wahrnehmen und erlernen kann. Durch langsame Konfrontation mit seinen Gestaltungen kann der Patient sich erfahren, kennenlernen und, mit Hilfe der Beziehung zum Therapeuten, seine Probleme anders als früher lösen lernen.

3.3 Der Beziehungsraum

Über den äußeren Raum der Gestaltungstherapie haben wir den inneren Raum der Kreativität betreten, der sich in Gestaltungen materialisiert, und wenden uns jetzt dem Beziehungsraum von Patient und Gestaltungstherapeut zu.

Der Schwerpunkt der Gestaltungstherapie liegt besonders in der Annäherung der Spaltung Körper-Gefühl-Geist, eben der Grundstörung, die sich in den verschiedensten psychotischen, narzißtischen, psychosomatischen und neurotischen Störungen äußern kann. Die Beziehung zwischen Gestaltungstherapeut und Patient beschränkt sich nicht nur darauf, daß der Gestaltungstherapeut ein Gegenüber ist, der Material anbietet, der wahrnehmend und Kontakt haltend dem gestaltenden Patienten zur Verfügung steht und der über Wahrnehmen, Einfühlen und Verstehen den Verwörterungsprozeß entwickeln hilft im Betrachten und Erarbeiten der Gestaltungen, sondern dem Gestaltungstherapeuten stehen auch Techniken der Beziehungsgestaltung zur Verfügung, in denen er als ein handelndes Gegenüber erlebt wird. Wobei ich hier den Beziehungsformen, dem **Begleitenden Malen** und dem **Begegnenden Malen** mehr Raum geben möchte.

Wie ich schon erwähnte, ist es die gemeinsame Arbeit von Gestaltungstherapeut und Patient, die materialisierten Schöpfungen, die als Bild, Plastik und Gestaltung schlechthin Körper, Geist und Seele enthalten, in ihrer Lebendigkeit und Bedingtheit wahrzunehmen und zu erfahren.

In der gemeinsamen Hinwendung zu den Werdens- und Wandlungsprozessen der Schöpfungen können sie zeitlich und objektal in ein Beziehungsgeschehen geortet und vollzogen werden, was sich häufig durch körperliche Veränderungen ausdrückt (Anspannung – Entspannung).

Ähnlich den inneren Bildern, die sich aus der Interaktion mit dem frühen Objekt materialisieren können, die als gute oder hilfreiche Bilder vorhanden sind, denke ich, geht es bei den erwähnten Patienten hauptsächlich um die Affektbilder, die nicht als hilfreich vorhanden sind und als Bestandteil der eigenen Persönlichkeit langer Verleugnung unterliegen oder als Projektion im Gegenüber lebendig werden.

Der Werdenszeitpunkt dieser Bilder liegt im präverbalen Bereich des Menschen (entwicklungspsychologisch kommt der Affekt vor dem Artikulieren des Wortes). Um diesen Affektbildern einen Wandlungsprozeß zu ermöglichen, heißt es für mich, eine bestimmte Beziehungsform aufzusuchen und sich für Interaktionserfahrungen zur Vefügung zu stellen, um dem Patienten einen Zugang zu seinen Gefühlen, Wünschen, Bedürfnissen und Konflikten, die er nicht erlebt, zu erleichtern.

So haben wir in der Gestaltungstherapie mit der von Helena Schrode beschriebenen Technik des begleitenden Malens schon eine bestimmte Interaktion innerhalb des Beziehungsfeldes Gestaltungstherapeut und Patient.

3.3.1 Das Begleitende Malen und Gestalten

Zum Begleitenden Malen und Formen schreibt H. Schrode:

„Während dem begleitenden Gestalten muß sich der Therapeut auf drei Vorgänge konzentrieren: auf das empathische Einfühlen, auf die eigene gefühlsmäßige Reaktion auf den Patienten (Gegenübertragung) und auf die Entscheidung, welche spontanen bildhaften Äußerungen des Therapeuten dem Patienten zugemutet werden können und welche den therapeutischen Prozeß fördern. Die Bewältigung dieser komplexen Aufgabe setzt eine längere Selbsterfahrung in der Auseinandersetzung mit den unbewußten und vorbewußten Inhalten der eigenen Bilder und eine sorgfältige Beachtung von Übertragungs- und Gegenübertragungsvorgängen in den therapeutischen Beziehungen voraus."

Weiter schreibt sie:

„Die averbale Form ist meist sehr wirkungsvoll und wird von mir dem Zustand der Adressaten entsprechend vorsichtig dosiert. Meine bildhafte Äußerung kann zum Zeichen des Verstehens werden, oder der Patient erkennt darin einen Beitrag zur Verdeutlichung und Klärung eines Problems. Immer wieder stelle ich fest, daß ich ohne bewußte Absicht das Fehlende, Abgespaltene des anderen in meiner Gestaltung festhalte und somit bereithalte, bis der Patient sich damit beschäftigen kann und eine Integration stattfindet."

Und in Verbindung mit einer Falldarstellung nimmt sie wie folgend Bezug:

„Meine Aufgabe bestand nun darin, meine eigenen guten Mutterbilder zu aktivieren und ihre lebensbejahenden, lebenserhaltenden Funktionen in meinen Bildern sichtbar und im Kontakt mit der Patientin für sie erlebbar werden zu lassen, in der Erwartung, dadurch bei der Patientin ähnliche innere Bilder zu wecken und deren positive Kräfte zu stärken."

Aus der Anwendung des Begleitenden Malens in meiner Praxis möchte ich dies noch um folgendes erweitern:

Ich lasse beim Begleitenden Malen die Patienten entscheiden, ob ich mitmale oder nicht, was bis jetzt immer bejaht wurde, und sie können sich äußern und wünschen, was sie durch mich und von mir gestaltet haben möchten. Meist können sie sich in dieser Weise erst in einer späteren Phase der Behandlung äußern.

In den begleitenden Bildern begebe ich mich in eine Beziehung zu den Bildern des Patienten, zu seinen verbalen Äußerungen und averbalen Stimmungsäußerungen und verbinde sie mit meinen Gefühlen und auftauchenden Gedanken und Bildern. Es kommt auf den Ich-Zustand des Patienten und dessen dynamischen Ausdruck an, inwieweit meine Gestaltungen beim Begleitenden Malen schützende und ergänzende Bilder sind, die meine bezogene Gefühlswelt in betrachtbarem bildhaftem Ausdruck dem Patienten widerspiegeln und inwieweit der Patient im Betrachten meiner Bilder unter Umständen ein erleichterndes Gefühl von Evidenz erfährt: „So könnte es sein, jetzt wird es mir klarer, ich verstehe mich." Parallel dazu kann das Gefühl entstehen, „der Therapeut versteht mich, ich fühle mich verstanden", und letztlich: „Wir verstehen uns" als wichtige kommunikative Erfahrung.

Zwei Beispiele aus meiner ambulanten Praxis zum **Begleitenden Malen** (Fortführung der stationären Einzelgestaltungstherapie):

Bis zu diesem Zeitpunkt ist das Rot-Orange in den Gestaltungen der Patientin als massives Feuer aufgetaucht – sich ausbreitend, verbrennend bis zerstörend und verzehrend, das den Kontakt zur Welt nur per Projektion möglich machte.

Der Schmerzqualität des Feuers nachgehend, gestaltet die Patientin dieses Bild:

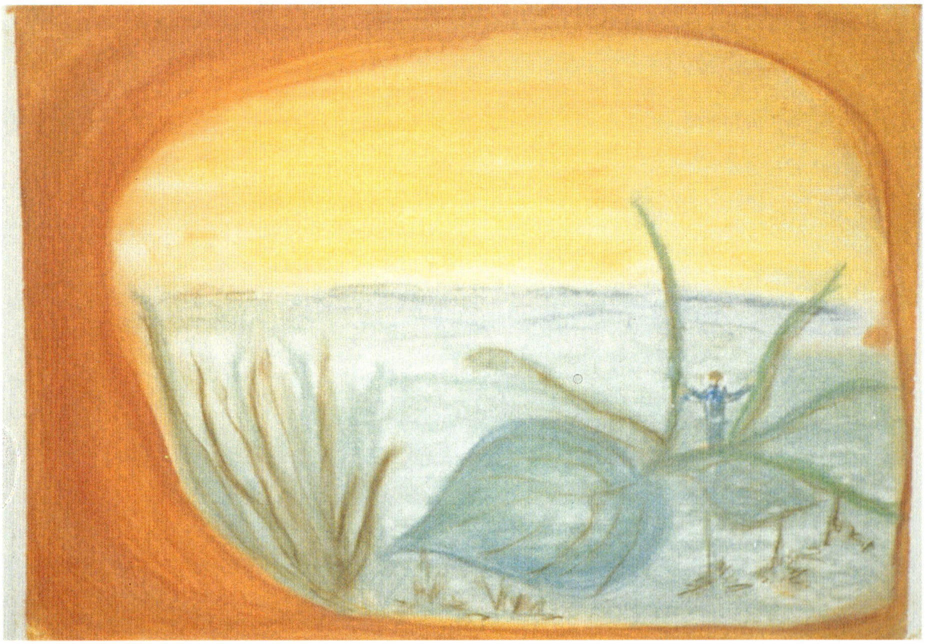

Ein kleines Kind, ganz im primär vegetativen Bereich sich bewegend, umrandet von dem Feuerrot, das sie für das neue auftauchende Gefühl von Schmerz, den sie in sich spürt, wählt.

Beim Begleitenden Malen spüre ich den Wunsch, ein Gesicht zu malen, ohne es bewußt mit dem inneren Thema der Patientin verbinden zu können – das Schauende, Traurige und Farbige spüre ich beim Malen als Anliegen. Dann fällt mir der schwarze Vorhang der Angst ein, der so oft zwischen der Patientin und der Welt steht, und der ich Platz im Bild gebe. Die Pflanze und das Gestirn entstanden aus einem Trostaspekt in mir.

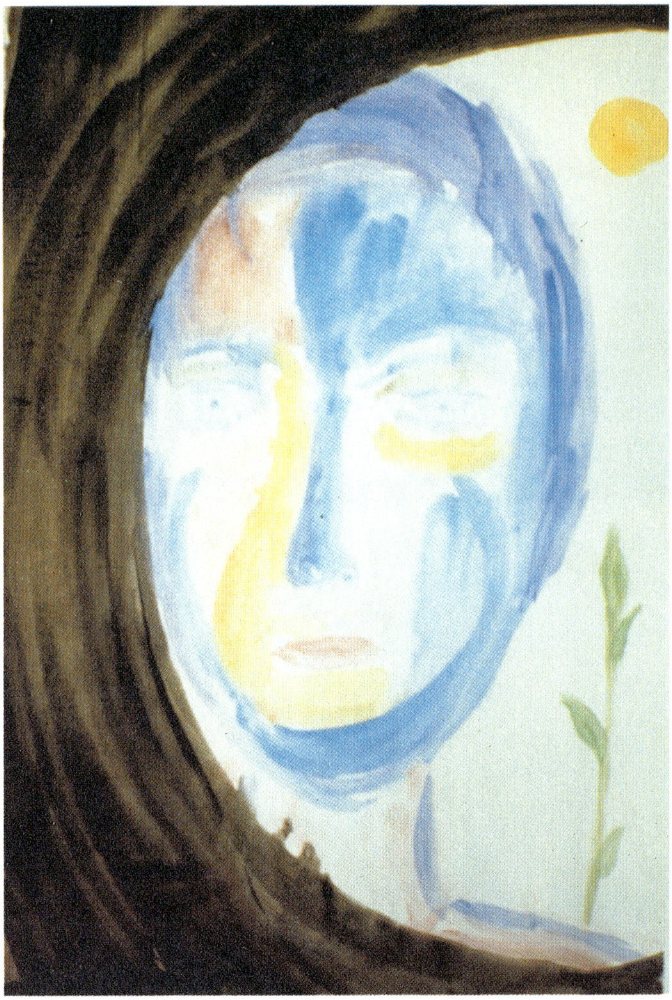

Die Patientin fühlt sich in der Stunde gesehen und verbindet das Gesicht mit mir, das sie in ihrem Schmerz sieht, und nimmt beide Bilder mit nach Hause. (Die Patienten dürfen mit meinen Bildern, die ich begleitend in ihren Stunden male, machen, was sie wollen.)

Sie besucht in der darauffolgenden Woche das Grab der Mutter, was die Angst ihr bis jetzt nicht ermöglichte. Nach dem Grabbesuch gestaltet sie zu Hause dieses Bild, das die Verbindung beider Bilder beinhaltet:

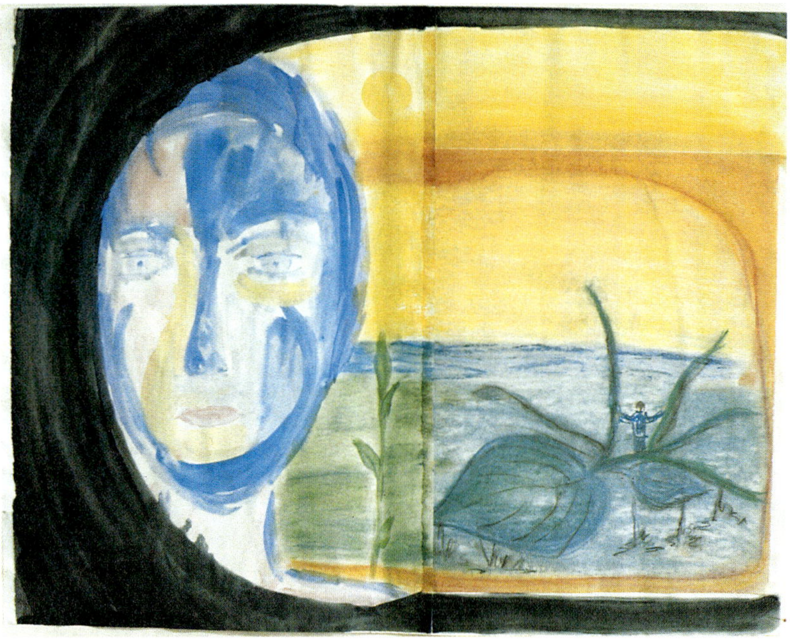

Und sie gibt dann zu Hause der hochkommenden Traurigkeit in folgenden Bildern Ausdruck:

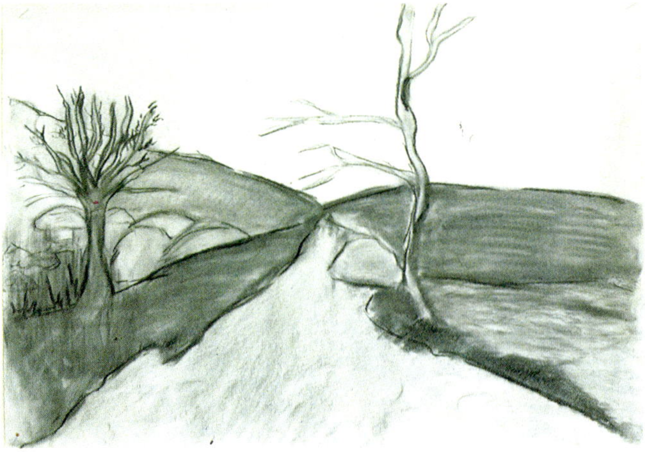

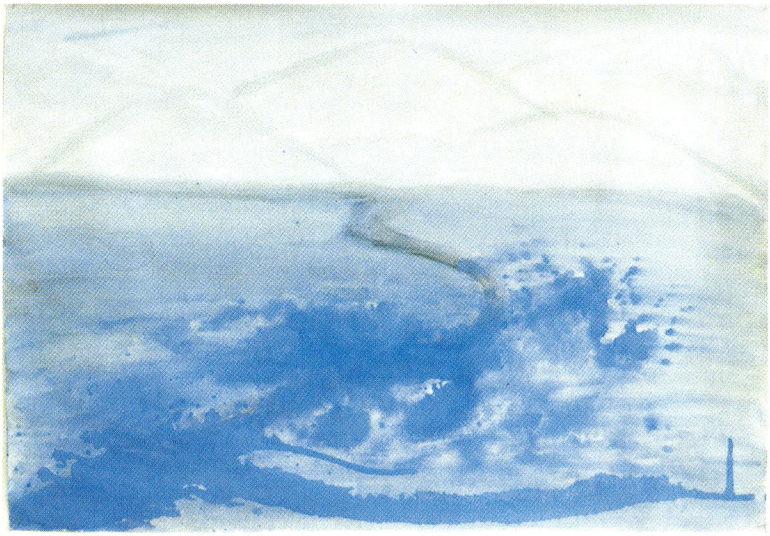

Eine „Landschaft" und ein Bild, in dem ihre fließenden Tränen aufgefangen werden.

Bei dieser Patientin geht es nicht um die Aufdeckung unbewußter Konflikte. Sie leidet an den Defiziten und Schwierigkeiten einer nicht gehabten Mutter-Kind-Beziehung. Sehr früh (mit 1 1/2 Jahren) kam sie in ein Heim. Es geht hier um eine strukurbildende Therapie, d. h. ich „spiegele" und biete meine emotionale Echobereitschaft, um einen emphatischen Prozeß zu ermöglichen. Das heißt nicht, daß ich wiedergutmache oder ungeschehen mache, sondern eine Beziehung anbiete, die den Aufbau jenes Dialoges möglich macht, wie er im Rahmen der frühen Mutter-Kind-Beziehung fällig war und damals versäumt oder verhindert wurde.

Das zweite Beispiel aus dem **Begleitenden Malen:**

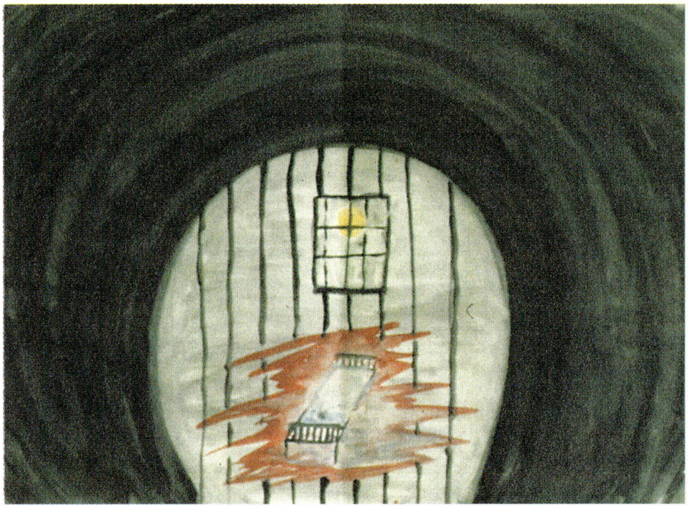

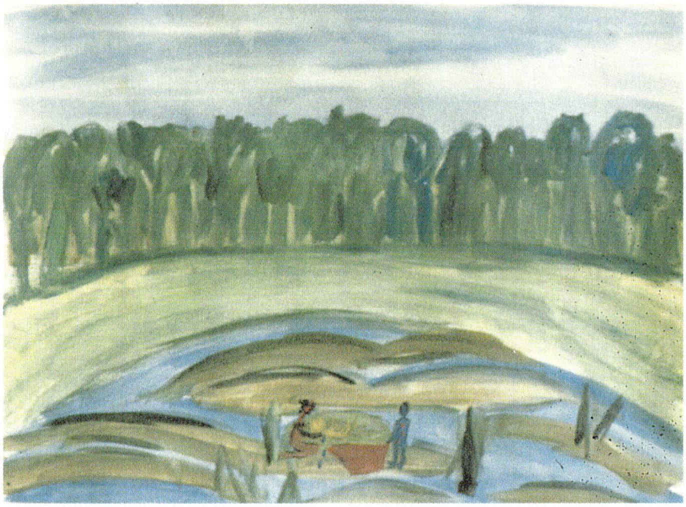

Die Patientin versucht ihre Einschlafangst zu gestalten und bekommt ein zittriges und frierendes Körpergefühl. In mir taucht der Gedanke auf, dem Schlaf ausgesetzt zu sein. Ihre Dunkelheit nehme ich im Wald auf – das in die Dunkelheit eingebettete Geschehen in ihrem Bild aktiviert in mir Schutzimpulse, denen ich im Bild durch die Darstellung des ausgesetzten und gefundenen Moses Ausdruck gebe.

Der Schreck, das Hochspannungsgeschehen in ihrem Bild verstärkt ihr Frieren. Beim Anschauen meines Bildes fühlt sie sich berührt und beginnt mit dem Körper zu schaukeln. Sie erschrickt darüber und entschuldigt sich. Ich antworte, daß sie sich dafür nicht zu entschuldigen brauche.

Sie kommt in die nächste Sitzung sehr erregt und sagt, daß ihr etwas eingefallen sei, was sie überhaupt nicht mehr wußte und wofür sie sich sehr schäme. Ihr war in der Zeit von der letzten zu dieser Sitzung ein verdrängter Erlebnisinhalt aus der Zeit des 4. Lebensjahres eingefallen: Sie schaukelte auch damals (wie heute), um sich in den Schlaf zu wiegen, und immer dann wurde sie von einer sogenannten Nachtwache über Schultertippen berührt, wortlos aus dem Bett geführt – alles bei Dunkelheit. Und diese Nachtwache, was höchstwahrscheinlich ein älteres Heimkind war, nahm die Hände des Kindes und führte damit an ihrem Körper sexuelle Berührungen aus. Der Patientin, dem Kind damals, fiel ein, daß es immer fror, weil es auf Steinfußboden mit bloßen Füßen stand. Diesem Geschehen gibt sie folgenden Ausruck und wird von mir so begleitet: Links Patientenbild.

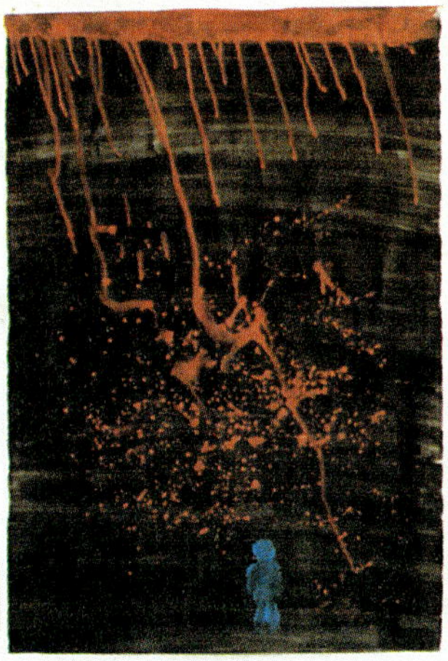

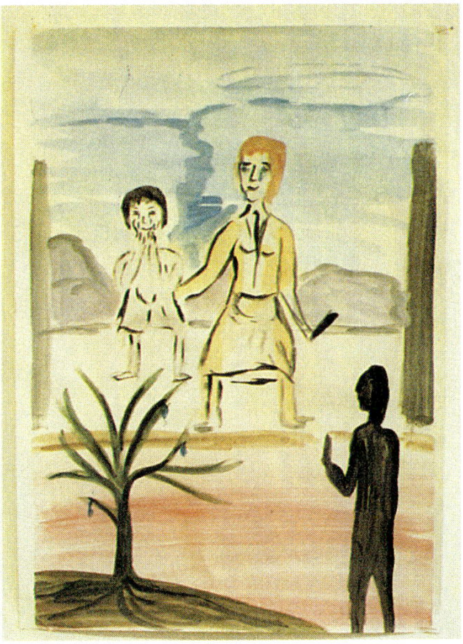

Sie kann sich durch meine Begleitung, in der das Kind seine Berechtigung bekommt und der Erwachsene die Gefühle des Kindes beantwortet, immer mehr den verletzten Gefühlen zuwenden und damit eine Kraft gegen das massive Schuldgefühl entwickeln.

3.3.2 Das Begegnende Malen und Gestalten

Zur weiteren kommunikativen Erfahrung innerhalb des Beziehungsinteraktionsfeldes Patient/Therapeut möchte ich die Gestaltungstherapie um die Technik des **Begegnenden Malens** erweitern, die nicht mit dem Kontaktzeichnen von Eva Grätz oder dem therapeutischen Zeichnen von Walter Furrer gleichzusetzen ist und ebenfalls von Benedetti/ Peccicias „progressiv therapeutischem Spiegelbild" zu unterscheiden ist. Das Begegnende Malen habe ich in meiner Arbeit mit ich-strukturell gestörten Menschen mit Neigung zur Ich-Fragmentierung und pychotischer Dekompensation entwickelt.

Die von Helena Schrode beschriebenen Bedingungen des **Begleitenden Malens** gelten dem **Begegnenden Malen** als Voraussetzung, hinzu kommt die Anforderung an den Gestaltungstherapeuten, die Interaktionsmodelle und deren Symbolisierungen der psychischen Entwicklung gemäß zu verstehen.

Ein ähnlicher Prozeß wie beim **„Begegnenden Malen"** finden wir in der gemeinsamen aktiven Imagination. Es fließen Vorstellungen von inneren Repräsentanzen mit Vorstellungen von äußeren Objekten im gemalten Symbol zusammen, und das gegenwärtige Objekt – der Gestaltungstherapeut – sollte sich nicht scheuen, solche Manifestationen aus der Perspektive der Objektbeziehung zu verstehen und sich als handelnder, gestaltender Interpret zur Verfügung zu stellen. Es hilft dem Patienten, wenn man seinen unheimlichen Phantasien und Erfahrungen einen Ausdruck gibt – sei es bildhaft oder verbal – und sie als das bezeichnet, was sie sind, als Ereignisse eines Entwicklungsprozesses, statt als Vorkommnisse, die sich außerhalb menschlicher Erfahrung abspielen. Eine solche Interpretationserfahrung hilft dem Patienten auch, seine aggressiven Impulse zu zähmen, und gibt ihm eine Ahnung von seinen libidinösen Verstrickungen.

Es gibt verschiedene Möglichkeiten, in denen sich das **Begegnende Malen** vollziehen kann. Das **Begegnende Malen** hat die Beziehungserfahrung aus dem **Begleitenden Malen** in der Einzeltherapie zur Voraussetzung. In der Gruppe kann es angewendet werden, um Wahrnehmungs- und Erfahrungsprozesse von Raum und Bewegung zu fördern; es ist dem Entwicklungsstand der Gruppe gemäß anzubieten.

Die erste Möglichkeit im **Begegnenden Malen** (hier zwei Beispiele aus der Gruppe) ist das Nachmalen des Bildes vom anderen:

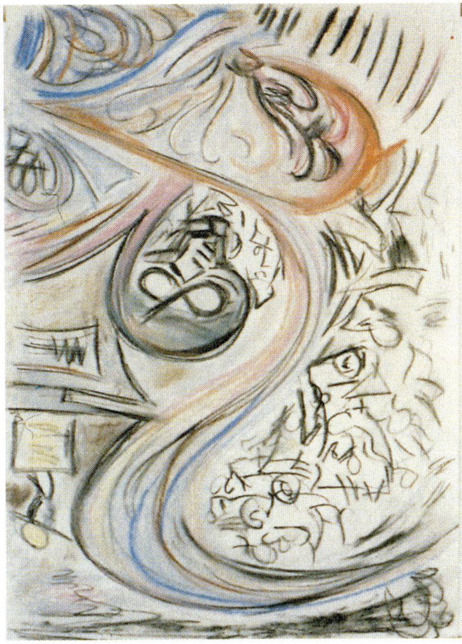

Maler

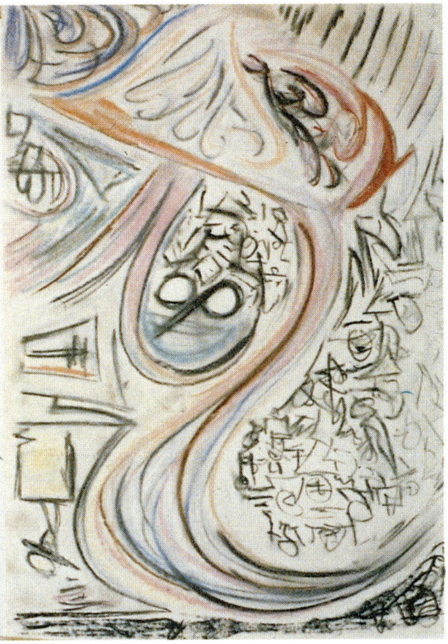

Nachmaler

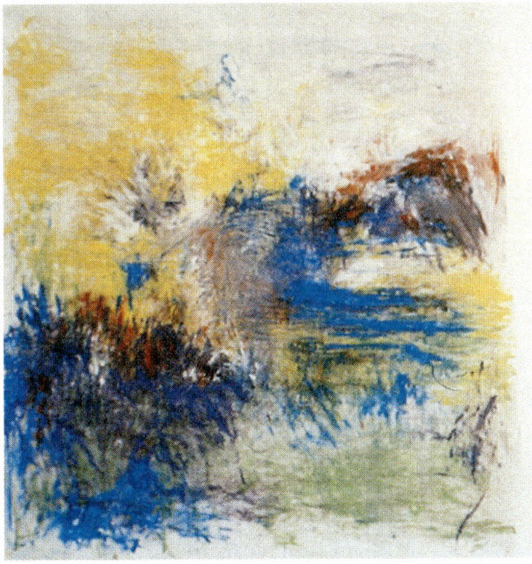

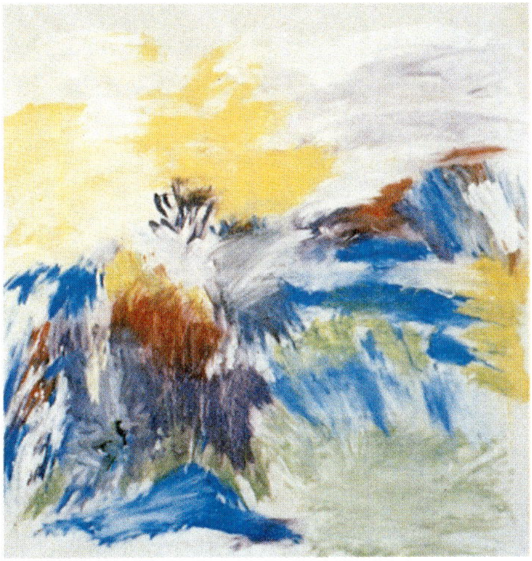

Bei dieser Malbegegnung kann das energetische Potential in Druck- und Drangempfindungen wahrgenommen werden. Die Bewegung des anderen kann gespürt und von hemmend bis befreiend erlebt werden, und eigene Bewegungsblockaden können berührt bis durchbrochen werden.

Eine zweite Möglichkeit, die sich aus der ersten entwickelt.

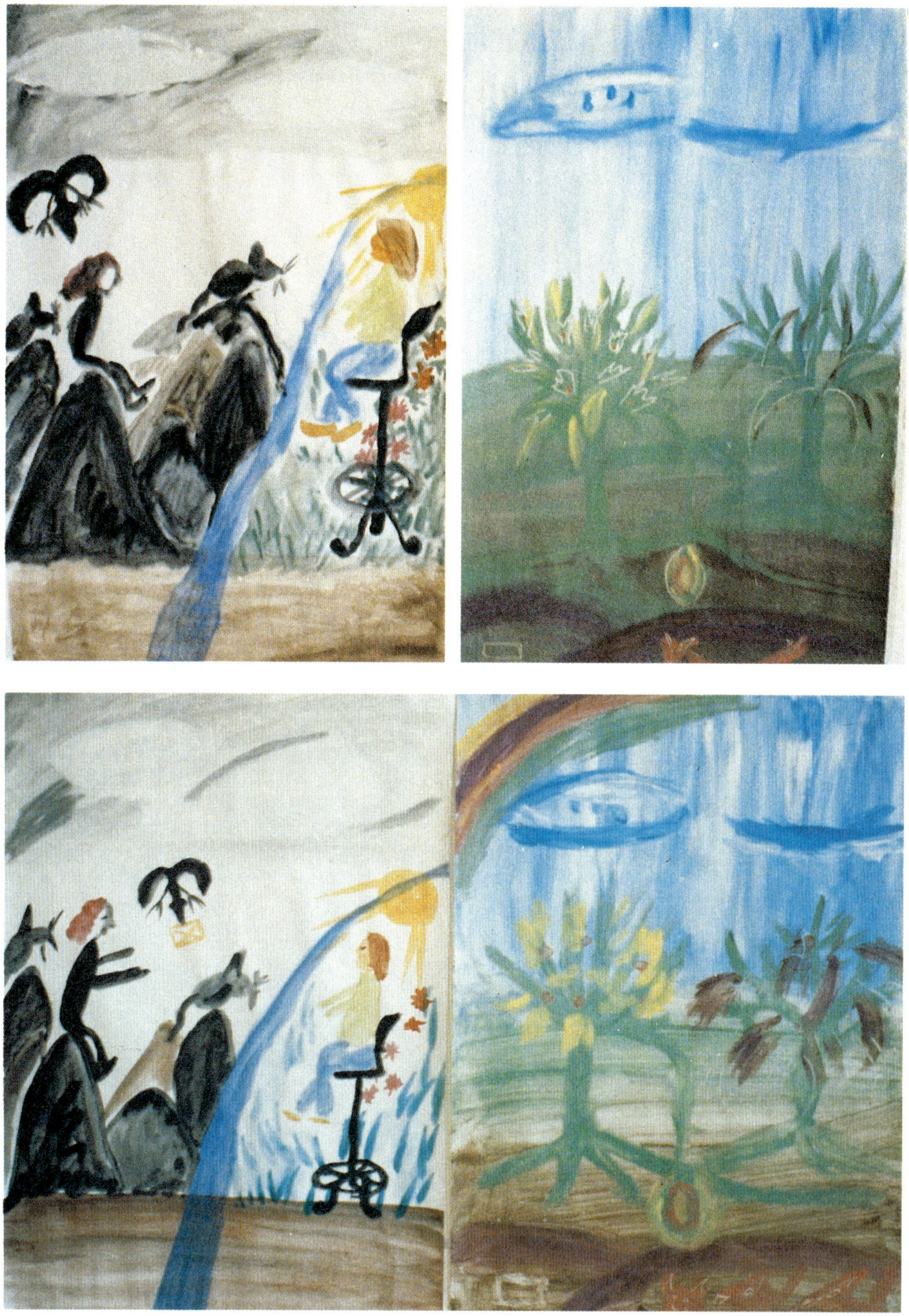

Hier ein Beispiel aus einer Einzeltherapie, aus dem **Begleitenden**

Malen heraus. Patientin malt ein Bild (links), und Therapeut (rechts) malt ein Bild.

Beide betrachten gegenseitig das jeweilige Bild und malen es auf einem neuen Blatt Papier nach. Bei dieser Patientin ging es um ihre Schwangerschaft, der sie höchst ambivalent gegenüberstand. Vor allen Dingen darin, ob sie und inwieweit sie den Partner einbeziehen darf und will oder ob das Kind ihr ganz alleine gehört und sie damit auch über Leben und Tod entscheidet.

Die Patientin malt das Bild des Therapeuten und der Therapeut das Bild der Patientin nach, und im Erfassen dessen und Erfahren der Bildsymbole werden auftauchende Impulse und Wünsche realisiert und Veränderungen auf der Bildebene ausprobiert.

Hier gibt die Patientin zwei wesentlichen Veränderungsimpulsen Gestalt. Aus dem einen Fuchs in der Höhle wird eine Fuchsfamilie (leider auf dem Foto schwer zu erkennen), und sie setzt einen Regenbogen ins Bild.

Die Therapeutin gibt der linken Person im Bild Arme und dem Vogel einen Brief in den Schnabel.

In diesem **Begegnenden Malen** wurden Kommunikations-, Sozialisations- und Wandlungsschritte riskiert und ausprobiert. Aus dieser Probehandlung hat die Patientin den Mut zu therapeutischen Partnergesprächen entwickelt (Dreiergespräch).

Die dritte Möglichkeit des **Begegnenden Malens** ist das gleichzeitige oder abwechselnde Malen auf einem Papiergrund, woraus eine Gestaltung, ein Bild hervorgeht und das eine Blatt Papier den gemeinsamen Grund der Begegnung bildet. In dieser Malbegegnung bin ich ein berührbares, spürbares Gegenüber und mit meiner Malsubstanz in einer erleb-, sicht-, erfahrbaren Interaktion mit dem Patienten und seiner Malsubstanz.

Dies ist einer der subtilsten und sensibelsten Berührungsbereiche, in dem es um ein sehr differenziertes Umgehen und Verstehen der entwicklungsgemäßen oder phasenspezifischen Beziehungsinteraktion bedarf.

Es geht einerseits um die internalisierte Objektbeziehung des Patienten, die als Selbst- oder Objektrepräsentanz auf einer Symbolebene in Erscheinung tritt, gleichzeitig um die Introjektion des und Identifizierung mit dem Gestaltungstherapeuten auf der bildhaften Symbolebene und der Interaktionsebene.

Diese Internalisierungsvorgänge gehen mit der projektiven Identifikation in ihren Entwicklungstendenzen einher und sind zeitlich klar abzugrenzen von ihrer Abwehrfunktion im Sinne der Identifikation mit dem Aggressor.

Dazu möchte ich zunächst ein Beispiel aus der Praxis beschreiben, bei dem das **Begegnende Malen** eine stabilisierende Wirkung hatte:

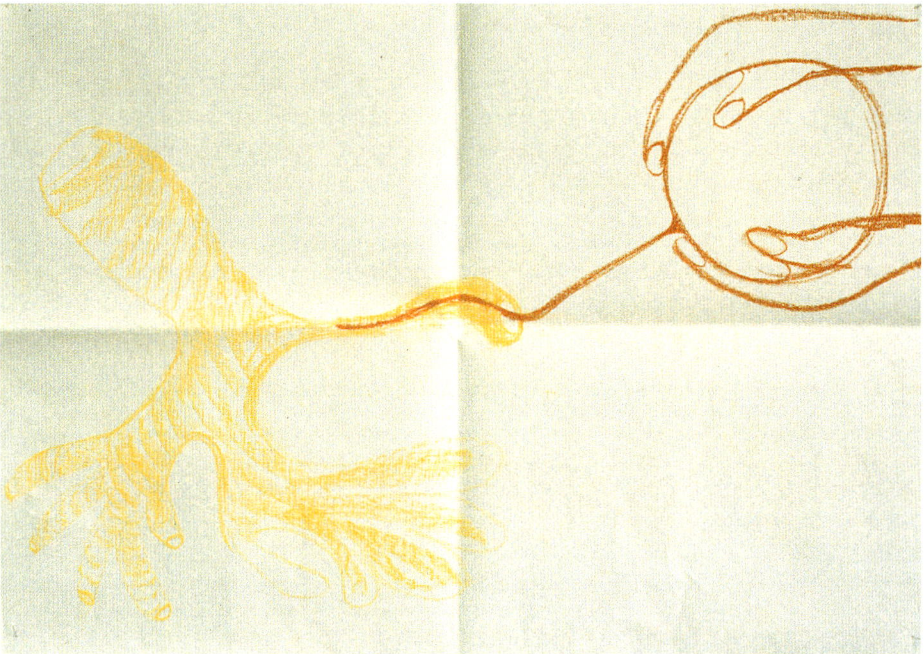

Es handelt sich um einen Patienten, der zu ausgedehnten Ich-Fragmentierungen neigt, die mit Desintegrationsängsten einhergehen. Als er wieder mit solch einem Zustand in die Stunde kam, ganz der Verzweiflung ausgeliefert und vollkommen unfähig zu einem zielgerichteten Handeln, ergriff ich auf dem Blatt Papier, das zwischen uns lag, die Initiative und malte ein Rund. Erst als ich die Linie in seine Richtung malte, spürte er einen Impuls in sich und griff zu gelb. Die Hände malte ich, um das „Menschliche" ins Bild zu bringen.

Der Patient erfährt Kohäsion in sich und erlebt bei sich Konturierung – er spürt Kontakt.

Der Patient benannte das Rund von mir mit dem Symbol der Brust, von der er Lebensenergie in sich aufnehmen und spüren konnte. Von seiner inneren Entwicklung her geht es um die Wahrnehmung und Erfahrung der daseienden Brust, die die Voraussetzung für die Auseinandersetzung mit der abwesenden Brust ist, um sich Gefühlen der Traurigkeit nähern zu können. Solange die Abwesenheit nicht in den bezogenen Wahrnehmungsbereich gelangen kann, bleibt sie als zerstörerisch in ihm, mit entsprechenden Ich-Zuständen.

Ich möchte Ihnen aber auch eine gegenteilige Erfahrung aus meiner Praxis nicht vorenthalten: Es ist einige Jahre her und war ein großer Fehler meinerseits, aus dem ich aber auch viel lernte. Ich hatte die Patientin bereits 1 1/2 Jahre in Behandlung, und wir gestalteten des öfteren mit Ton und Papier auf getrennten Unterlagen. Es ging immer wieder um Inseln, die ich gestaltete und die die Patientin als rettende Inseln benutzte.

In einer der nachfolgenden Sitzungen malten wir auf ihren Wunsch hin auf einem gemeinsamen Papier; sie durchkreuzte und strich immer wieder aus, was ich malte und symbolisierte diese Aktion, indem sie einen Teufel malte, woraufhin ich auch einen Teufel malte, der ihrem Teufel zuwinkte, den sie nicht berührte – aber woraufhin sie psychotisch dekompensierte und sich Messer zu Hilfe nehmen mußte, weil das Zimmer für sie voll des Bösen wurde, dem gegenüber sie sich nur noch mit Messern wehren konnte.

Was war passiert? Ich hatte mich auf der Bild-Symbolebene mit dem Aggressor identifiziert, indem ich den Teufel malte, und wurde somit nicht zum unzerstörbaren Objekt, und ihre unbewußte Angst, daß das Böse das Gute zerstören kann, bestätigte sich. Ich hatte auf der symbolischen Ebene der Beziehung nicht Rechnung getragen, indem ich als Bewahrer des Guten fungierte.

Ich denke, daß die Schilderung dieses Beispiels die Brisanz des Geschehens deutlich macht, wie wichtig es ist, innerhalb der Behandlung die Beziehungsform zu verstehen, die sich in der psychischen Entwicklung des Patienten mit dem Therapeuten konstelliert.

Aus meiner Erfahrung heraus ist das **Begegnende Malen** erst in einer bestimmten Behandlungs- und Beziehungsentwicklung aus dem **Begleitenden Malen** heraus anzuwenden, und vor allen Dingen dort, wo es um die Bewältgung der negativen Introjekte geht, die den gelingenden Kontakt zum Mitmenschen oft verunmöglichen.

Der Beziehungsraum im **„Begleitenden und Begegnenden Malen und Gestalten“** bedeutet, daß der innere Raum, vom Patienten und vom Gestaltungstherapeuten aufgesucht, erfahren und gestaltet wird.

Dafür ist notwendig, daß der Therapeut die Entwicklungsstufen des Patienten kennt und sie sich bildhaft vorstellen kann, um dem inneren

Zustand des Patienten Ausdruck geben zu können, d. h., der Gestaltungstherapeut erlebt diesen Zustand in sich, sucht und findet eine Ordnung, die er gestaltet – damit erfährt der Patient das notwendige Echo, was für jeden Entwicklungs- und Reifungsprozeß wichtig ist. Ein Echo, in dem der Patient sich getragen, gehalten, begleitet und verstanden fühlt, das ihm die schmerzlichen Erfahrungen im Aufspüren des eigenen Lebensflusses durch die oft düsteren, sumpfigen bis gespensterhaften Seelenlandschaften erleichtern, aber nicht abnehmen kann.

LITERATURVERZEICHNIS

Asper, Kathrin
Verlassenheit und Selbstentfremdung
Walter-Verlag 1987
Benedetti, Gaetano
Todeslandschaften der Seele
Verlag für Medizinische Psychologie 1983
Benedetti, Gaetano
Klinische Psychotherapie
Verlag Hans Hüber, 2. überarbeitete Auflage 1980
Bion, Wilfred R.
Lernen durch Erfahrung
Suhrkamp 1990
Böhler, Ursula
Die stationäre Psychotherapie und ihr Rahmen
Hrsg.: H. Schepank und W. Dress
Springer Verlag 1988
Chasseguet-Smirgel
Kunst und schöpferische Persönlichkeit
Verlag Internationale Psychoanalyse 1988
Danis, Juana
Narzißmus bei Mann und Frau
Edition Psychosymbolik München 1988

Grunberger, Bela
Narziss und Anubis Bd. I + II
Verlag Internationale Psychoanalyse 1988
Jung, C. G.
Der Mensch und seine Symbole
Walter Verlag 1968
Knapp, Guntram
Narzißmus un Primär-Beziehung
Springer Verlag 1988
Kraft, Christa-Barbara
Methodik und Prozeß einer gestaltungstherapeutischen Gruppe
Almanach: Deutscher Arbeitskreis Gestaltungstherapie 1986
Herausgeber: Heinz Kurz
Minden, Gerald von
Der Bruchstückmensch
Ernst Reinhardt Verlag 1988
Müller-Braunschweig, H. (1967)
Zur Bedeutung malerischer Produktion im psychoanalytischen Prozeß
Zs. Psychoth. med. Psychol.
– 1974 Psychopathologie und Kreativität. Psyche 28
Muret,
Gesund durch Kreativität
Orac, Wien 1988
Reiter, Alfons
Kunsttherapie – eine neue psychotherapeutische Methode
Kunst und Therapie 1983
Reiter, Alfons
Psychoanalytischer Beitrag zur Gestaltungstherapie
Almanach Deutscher Arbeitskreis Gestaltungstherapie 1986
Rudolf, Gerd
Krankheiten im Grenzbereich von Neurose und Psychose
Deutscher Studien Verlag 1987
Schattmeyer, Klara
Schrode, Helena
van Veen, Brigitte
Gestaltungstherapie in der psychotherapeutischen Klinik
Verlag Deutscher Arbeitskreis Gestaltungstherapie 1989
Schrode, Helena
Die Gestaltungstherapie als Therapie mit bildnerischen Mitteln auf tiefenpsychologischer Grundlage
Praxis der Psychotherapie und Psychosomatik 1983
Stein, Angelika
Stein, Herbert
Kreativität
Bonz 1987
Volkan, Vamik D.
Psychoanalyse der frühen Objektbeziehungen
Winnicott, D.W.
Reifungsprozesse und fördernde Umwelt
S. Fischer Verlag 1984
Winnicott, D.W.
Vom Spiel zur Kreativität
Klett Verlag 1983, 3. Auflage

Nachwort

... Worte können nicht der Bilder Seele malen ... Ich möchte mich im Nachwort, nach einem langen Entstehungsprozeß des Buches, auf den gewählten Titelsatz beziehen.

Wir wählten die Sprache/das Wort zur Verständigung und Kommunikation, um eine Begleitung von Menschen zu beschreiben, deren Leid auch in der **W-Ortlosigkeit** gefangen ist. Das Paradoxe als scheinbar wahre und falsche Aussage wirkt perfekt, erleben wir doch ein Gefangensein räumlich/beengt und weniger als „Kein Ort. Nirgends" – eine Beschreibung, worauf im vorangegangenen Text verwiesen wird.

Das Paradoxe erfährt seine Bestätigung im Titel dieses Buches mit der Feststellung, daß „Worte nicht der Bilder Seele malen können".

Selbstverständlich können Worte der Seele Bilder malen – die verbale Psychotherapie beweist es durch ihre publizierten Erfahrungen.

Doch in Worten **die Seele des Bildes** zu malen, erscheint und Kunst- und Gestaltungstherapeuten, die im praeverbalen Bereich arbeiten, häufig als schwierig.

Das Bild ist ein Affektträger von Gefühlen, die oft ihren **Ort** in der vorsprachlichen Zeit der Entwicklung des Menschen haben – einer Zeit, wo die Sprache als höherstrukturiertes Kommunikationselement noch nicht zur Verfügung steht. Es ist dadurch ein Träger von Erlebnisinhalten der Seele – das in seinem Entstehen beseelte Bild ist, und spricht (für sich).

Die Sprache/das Wort bleibt eine Rückübersetzung dieser Affekte und Gefühle und schließt sich in der Therapie entwicklungsmäßig an, damit sie nicht in der W-Ortlosigkeit gefangen bleiben. Wer in der praktischen Arbeit ist, weiß um die Unsicherheit dieser Recodierung und, in entsprechenden Therapiesituationen, auch um die Unsinnigkeit des Verwörterns und verbalen Analysierens der Bilder.

Wir haben in diesem Methodikbuch entsprechend unserer Auseinandersetzung und unserem Standort eine Theorie über Kunst- und Gestaltungstherapie gebildet – in einer Zeit, in der z. B. die neuesten Säuglingsforschungen nach Lichtenberg und Stern eine andere psychologische Betrachtungsweise über die früheste Zeit unserer individuellen Entwicklung herausfordert. Diese Sichtweise ist meines Erachtens auch ein Ausdruck der Kreativität im Sinne des Bewegens und der Wandlung, und somit eine spannende Variante der unendlichen Geschichte des menschlichen Seins.

Den Schöpfungsfluß möchte ich unterstreichen mit einer Passage aus dem Buch „Die unendliche Geschichte“ von Michael Ende:

Um zu den Wassern des Lebens und damit zu dem Ort der Ich- und Selbstwerdung zu gelangen, ist die letzte Hürde des kindlichen Helden ein Suchen im Bergwerk der Bilder, einem Ort für die vergessenen Träume aus der Menschenwelt.

Sie zu finden erfordert ein tiefes Hinabsteigen und ein stilles Innehalten; jedes Geräusch könnte sie zerstören.

Er sah die Bilder „. . . durchsichtig und farbig, in allen Größen und Formen, rechteckige und runde, bruchstückartige und unversehrte, manche groß wie Kirchenfenster, andere klein wie Miniaturen auf einer Dose . . .“ (Michael Ende).

Ein Anliegen von mir ist, daß die Komplexität der Bilder weiterhin eine Antwort durch förderliche Auseinandersetzungen in der Methodik der Kunst- und Gestaltungstherapie erfährt.

Für die Unterstützung und Begleitung meiner Auseinandersetzung als Kunst- und Gestaltungstherapeutin danke ich besonders meinen ehemaligen Kolleginnen aus der „Wilmsstraße“.

Karin Rohwer, März 1993

Christa-Barbara KRAFT, geb. 9. 2. 47 in Bayreuth

1965–68	Ausbildung zur Beschäftigungstherapeutin im Oskar-Helene-Heim, Berlin
1968–75	Tätigkeit und Abteilungsleiterin in der Karl-Bonhoeffer-Nervenklinik, Berlin Einführung der Gestaltungstherapie/klin. Kunsttherapie
1975	Ausstellung innerhalb der Jahrestagung der Ergotherapie „Aktion – Motivation – Umsetzung", Berlin-Kongresshalle
1972–75	Gruppendynamische Fortbildung
1975–82	TZI-Ausbildung mit Abschluß
1979	Mitbegründerin des ‚Deutschen Arbeitskreises für Gestaltungstherapie/klinische Kunsttherapie'
seit 1980	Lehrtherapeutin im DAGTP Stuttgart
1972–86	Lehrtätigkeit an der Schule für Ergotherapie der Karl-Bonhoeffer-Nervenklinik
1987–91	Lehrbeauftragte an der Hochschule der Künste, Kunsttherapie Berlin
seit 1976	tätig in der Wiegmannklinik und in freier Praxis als Gestaltungstherapeutin Vorträge und Seminare in und bei verschiedenen Instituten und Gesellschaften
1986	Veröffentlichung „Methodik und Prozeß einer gestaltungstherapeutischen Gruppe", Almanach 1986, ‚Verlag Deutscher Arbeitkreis Gestaltungstherapie'

Karin ROHWER, geb. 16. 2. 56 in Itzehoe

1974–77	Ausbildung als Ergotherapeutin in der Karl-Bonhoeffer-Nervenklinik, Berlin
1977–80	Tätigkeit im Urban-Krankenhaus, Berlin, in der Abtlg. Psychiatrie/Neurologie und in einer Einrichtung der „Gemeindenahen Psychiatrie“
1981–91	ambulante Tätigkeit in Berlin-Kreuzberg – langjährige Behandlung von sozial auffälligen Kindern und Jugendlichen
1984–87	Weiterbildung als Gestaltungstherapeutin/klin. Kunsttherapeutin im DAGTP, Stuttgart
1990	Vortrag zur ambulanten Gestaltungstherapie/klin. Kunsttherapie bei Kindern: ‚Ein Feuer, das die Stadt zerstört‘ auf der Jahrestagung des DAGTP
seit 1991	tätig als Gestaltungstherapeutin in den Kliniken im Theodor-Wenzel-Werk (Suchtentwöhnungsbehandlung) und in freier Praxis
seit 1993	Lehrtherapeutin im DAGTP

VERLAGSPROGRAMM

VERLAG
DEUTSCHER ARBEITSKREIS
GESTALTUNGSTHERAPIE

ISBN 3-89020-004-4

Gestaltungstherapie Almanach 86

Ein Buch, das nicht nur durch die Vielfalt von Autoren und Artikeln beeindruckend ist. Es gibt dem Leser neue Fragestellungen und Erweiterungen auf dem Wege zur Antwort, was ist Gestaltungstherapie?

Die Autoren und ihre Ausführungen:

Dr. phil. Alfons Reiter, Universitätsdozent
Psychoanalytischer Beitrag zur Gestaltungstherapie

Ingeborg Fulde, Diplompsychologin
Umgang mit dem Bildnerischen aus psychoanalytischer Sicht

Dr. med. Beno Winkler, Psychotherapeut
Narzißmus und Objektbeziehungen bei den Psychosen und psychosenahen Zuständen

Dr. med. Michael Czerny, Psychotherapeut
Die Tierstimme des Unbewußten

Andreas Hettinger, Diplompädagoge
Das zeichentheoretische Modell von Carles W. Morris in der Gestaltungstherapie

Jan Neptun, Gestaltungstherapeut
Gestaltungstherapeutische Gruppenarbeit in der Eingangsphase eines Fachkrankenhauses für Alkohol- und Medikamenten-Abhängige

Gisela Fritschi, Gestaltungstherapeutin
Plastisches Gestalten in einer Fachklinik für Suchtpatienten

Petra Heine, Gestaltungstherapeutin
Begegnung mit Märchenbildern – Bildern der Seele – Lebensbilder – im Rahmen einer stationären Gestaltungstherapie

Helga de Voss, Gestaltungstherapeutin
Gestaltungstherapeutische Paartherapie

Christa-Barbara Kraft, Gestaltungstherapeutin
Methodik und Prozeß einer gestaltungstherapeutischen Gruppe

broschiert, 305 Seiten, 75 farb. Abbild., 1988, 36,– DM

ISBN 3-890020-002-8

Gestaltungstherapeutische Gruppenarbeit
– in der Psychosomatischen Klinik Kinzigtal
– in der Klinik der offenen Tür

Thomas Teichmann, Gestaltungstherapeut
Psychosomatische Klinik Kinzigtal, Gengenbach
Heinz Kurz, Gestaltungstherapeut, Klinik der offenen Tür (Psychiatrie) Stuttgart

Die Autoren stellen ihre individuell entwickelten gestaltungstherapeutischen Konzepte und Arbeitsweisen vor. Beide Beiträge beziehen sich auf die Gestaltungstherapie als Gruppenbehandlung. Ein charakteristisches Merkmal der stationär durchgeführten Gestaltungstherapie wird in beiden Beiträgen evident: die gestaltungstherapeutische Arbeitsweisen entwickeln sich nicht in erster Linie in der Auseinandersetzung mit theoretischen Modellen, sondern in der Interaktion mit dem therapeutischen Team einer Klinik und den dort behandelten Patienten.

broschiert, 60 Seiten, 1985, 15,– DM

ISBN 3-89020-003-6

Gestaltungstherapie und stationäre Psychotherapie

Dr. med. Michael Czerny, Psychotherapeut, Dozent am C. G. Jung-Institut Stuttgart

In dieser Veröffentlichung zeigt der erfahrene Arzt und Analytiker, von einer historischen Bestandsaufnahme ausgehend, einen gemeinsamen Weg von Gestaltungstherapie und stationärer Psychotherapie auf. Das Verständnis der analytischen Psychologie bietet die Grundlage für die kritische Betrachtung beider Therapie-Bereiche. Bei einer gegenseitigen Abhängigkeit scheint die stationäre Psychotherapie weit mehr auf eine Integration der Gestaltungstherapie angewiesen zu sein als umgekehrt.

broschiert, 51 Seiten, 1985, 12,– DM

ISBN 3-89020-001-X

Gestaltungstherapeutische Einzelbehandlung – Bericht über eine stationär durchgeführte Therapie

Helena Schrode, Gestaltungstherapeutin
Psychotherapeutische Klinik Stuttgart-Sonnenberg

Frau Schrode berichtet über eine 14 Monate dauernde stationäre Einzeltherapie einer Borderline-Patientin.

Mit 11 farbigen Abbildungen wird der Verlauf der Therapie sichtbar gemacht und die von Frau Schrode entwickelte Methode des „begleitenden" Malens vorgestellt.

broschiert, 30 Seiten, 11 farb. Abbild., 1984, 22,– DM

ISBN 3-89020-006-0

Gestaltungstherapie in der Psychotherapeutischen Klinik

Autorinnen:
Helena Schrode, Gestaltungstherapeutin
Dr. phil. Brigitte van Veen, Psychotherapeutin
Klara Schattmayer, Gestaltungstherapeutin

In diesem Buch berichten drei Mitarbeiterinnen der Psychotherapeutischen Klinik Stuttgart-Sonnenberg über ihre Erfahrungen mit der tiefenpsychologisch fundierten Gestaltungstherapie und beleuchten wichtige Aspekte ihrer therapeutischen Vorgehensweisen. Mit dem „Begleitenden Malen und Formen" und der Gestaltungstherapie in Kleinstgruppen werden neue methodische Ansätze und Techniken für die Einzel- und Gruppentherapie vorgestellt. Zwei Fallstudien mit 40 farbigen Abbildungen vermitteln einen Einblick in die Gestaltungstherapie mit eßgestörten jungen Frauen und in den Therapieverlauf einer Patientin mit einer narzißtischen Störung.

broschiert, 128 Seiten, 40 farb. Abbild., 1989, 36,– DM

ISBN 3-89020-000-1

Gruppendynamik und Gestaltungstherapie im Verständnis der Analytischen Psychologie

Dr. med. Michael Czerny, Psychotherapeut
Dozent am C. G. Jung-Institut Stuttgart

Der Autor, ein erfahrener Arzt und Analytiker, bietet uns hier ein Gruppenkonzept an, das mit Hilfe der Gedankenwelt C. G. Jungs das Spannungsfeld zwischen Gruppenprozeß und Individuationsprozeß verständlich macht. Der Leser erhält durch diese Studie wertvolle Anregungen zur ganzheitlichen Betrachtung der therapeutischen Prozesse in Gruppen.

2. erweiterte Auflage 1992, broschiert, 72 Seiten, 15,– DM

ISBN 3-89020-007-9

Einführung in die Bildbetrachtung

Ein psychologischer Essay über die sich in bildhaften Gestaltungen ausdrückenden Kräfte des Unbewußten

Dr. med. Michael Czerny, Psychotherapeut
Dozent am C. G. Jung-Institut Stuttgart

Der Verfasser leitete mit diesem Essay zum verstehenden Begleiten des gestalterischen und schöpferischen Prozesses und zum sorgfältigen Wahrnehmen der Gestaltungs- und Ausdrucksmittel an.

Der Bildraum und die Formen- und Farbensprache werden auf ihre Bedeutung für den Gestaltenden untersucht. Neben Hinweisen auf Störungen werden vor allem Hinweise auf progressive Fähigkeiten beachtet.

Der Autor wendet sich an Psychotherapeuten und Gestaltungs-/Kunsttherapeuten, die ihre Patienten bei der Selbstwerdung, Ganzwerdung – Heilung im ursprünglichen Sinne – begleiten.

broschiert, 48 Seiten, 1990, 12,– DM